女性の不調を解消するプラセンタ・パワー

【第一本胎盤素親身體驗報告書】

胎盤素的健康美容神效

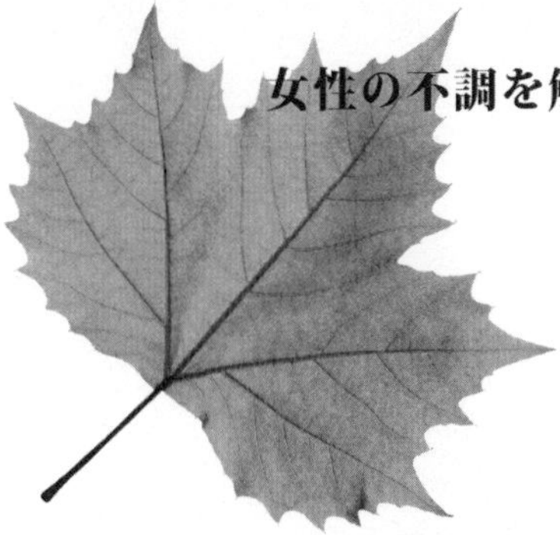

日本胎盤素之父
吉田健太郎 醫師〔著〕
劉梅珍〔譯〕

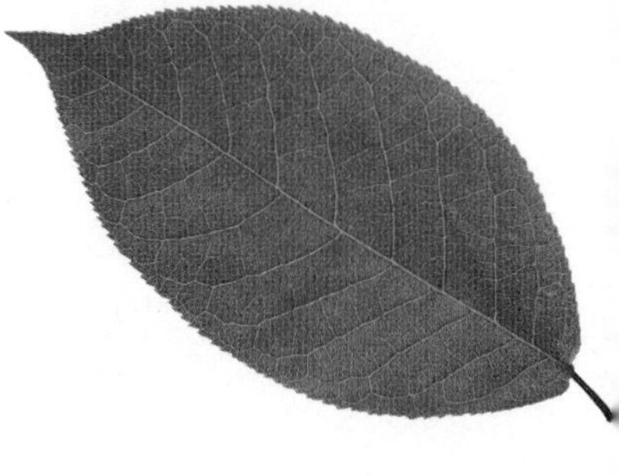

前　言

什麼事情會讓我們感到幸福呢？應該是「青春永駐、永保健康」！這個理想看似簡單，但大家都知道，想要實現卻很困難。不論古今中外，為了尋求長生不老的藥物，再有權力的人都耗盡心力卻一無所獲。

但是在迎向廿一世紀，對於健康、美容方面具有良好效果的秘密——「胎盤素」開始嶄露頭角了。

哺乳動物都必須透過從母體中特別製造出來的胎盤，得到母體的營養和氧，才能形成個體之後誕生。以人類來說，懷孕期間，一個受精卵大約成長為三千公克，就是藉著這個胎盤的功用。亦即胎盤是代替不成熟的胎兒發揮各種臟器的作用，也可以說是發揮各種生理效果的基礎。

人類出生後，雖然身體的外部環境變動，但是血液成分或體溫等內在環境卻能夠保持一定的作用，稱為維持恆定性（生物體恆定性）。當外部環境持續異常變動時，生物體失去恆定性，就會產生疾病。

恆定性是藉著內分泌系統（荷爾蒙系統）、自律神經系統、免疫系統的連結而取得平衡。而胎盤則具有調整內分泌作用、自律神經作用、免疫作用等提高自然治癒力的作用，使身體強健，抵抗疾病。此外，許多現代病的元兇都是自由基，而胎盤被確認具有去除自由基的作用。由這個意義來看，胎盤的確能夠創造一個足以抵抗疾病的強壯身體。另外，還有提高基礎新陳代謝作用、強肝•解毒作用、消炎作用、促進創傷修復作用、促進纖維形成作用、促進血液循環作用、造血作用、抗過敏作用、抗突變作用、改善體質作用等。

特別值得一提的是，胎盤中存在著成為細胞及臟器再生物質而備受注目的肝細胞增殖因子等各種成長因子。肝細胞增殖因子，經由動物實驗，確認對肝炎或肝硬化、心肌梗塞、腦梗塞、腎功能不全等，除了癌症以外所有的疾病都有效，因此可以期待現代醫學的改革。

具有如此良好的作用以及因子的胎盤，在生產結束之後會排出母體外。胎盤再經由科學處理，成為安全、有效、對健康及美容極有幫助的胎盤素。胎盤素是天然素材，完全不用擔心副作用的問題。對於西方醫學沒有特效藥的自律神經失調症或過敏疾病、生活習慣病等，胎盤素都能夠發揮極大的效果，這是它難能可貴的特徵之一。此外，像斑點、皺紋、面皰等肌膚問題，或是對於美白也能夠產生效力，因此深具魅力。

本書深入探討何謂胎盤素，以及胎盤素對於各種疾病（更年期障礙或前更年期障礙、風濕、變形性關節炎、神經痛、異位性皮膚炎、支氣管氣喘、花粉症、肝障礙等）的有效性與使用者的體驗報告。此外，也詳細敘述胎盤對於美容方面的效果。

胎盤掌握胎兒健康發育的關鍵，成人利用胎盤素，對於在飲食、運動、睡眠、休養等生活習慣中所產生的偏差或障礙等的修復、再生，具有極大的幫助。想要擁有健康、美麗，過著光輝燦爛人生，我衷心的希望大家能夠經由閱讀本書而了解胎盤素的好處，並加以活用。

吉田診所院長　吉田健太郎

第1章 胎盤的驚人力量

〔健康篇之一〕

第2章 胎盤素減輕更年期障礙

【健康篇之二】

第3章 改善前更年期障礙，效果驚人

生理不順、手腳冰冷、肩膀痠痛、失眠、便秘、貧血

Content

第1章

胎盤的驚人力量

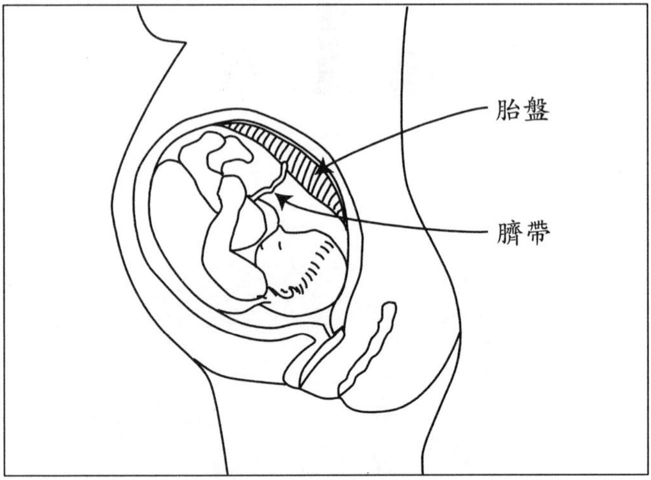

圖 1-1　胎盤的構造

胎盤是什麼？

英文Placenta意思是「胎盤」。哺乳動物胎兒在出生前，就是藉著胎盤與母體相連，從母體取得充分的營養和氧氣而健康發育。

如圖1－1所示，胎兒藉著臍帶與胎盤相連。臍帶有血管，具伸展性與彈性。

胎盤的形成大約自受精後第五週開始，並於第十三週完成。以下簡單介紹一下胎盤形成的經過。

卵子與精子相遇，形成受精卵，在子宮內壁著床生長。

受精卵著床後，表面長出無數的絨

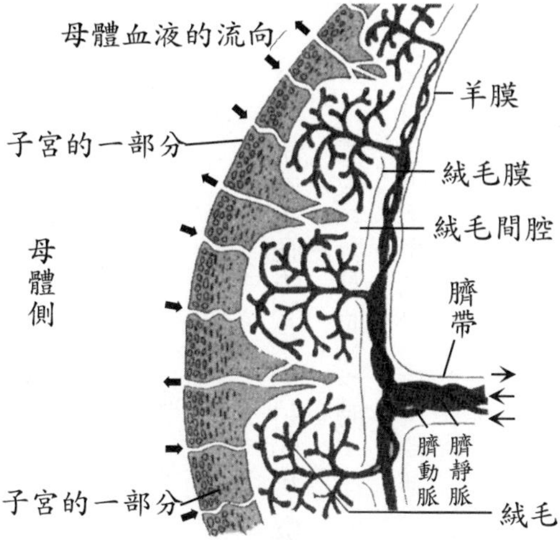

圖 1-2　胎盤內的血液循環

毛，接著著床面的絨毛成長（其他的絨毛退化），與母體的子宮內壁結合，形成圓盤狀的平坦器官，就是胎盤。

胎盤除了具有連接母體與胎兒的作用，也能夠將兩者隔開。營養和氧氣從母體的血液經由胎盤送入胎兒的血液中，相反的，胎兒所產生的廢物也透過胎盤進入母體的血液中，最後由母體排出。

這時，胎兒與母體兩者的血液並不會混合。胎兒的血液是在絨毛內的胎兒血管中循環，而母體的血液則循環於絨毛間腔（參照圖1－2）。

雖然母體與胎兒的血型不一定相

同，但是兩者卻不會產生排斥反應，理由就在於此。此外，即使母體出現異常現象，胎盤也具有防護牆作用，可以保護胎兒。

最初受精卵為直徑0・1㎜大小，大約二八〇天後，生產時胎兒重達3至4㎏，體長為40㎝。

在這段期間內，胎盤會隨著胎兒的成長而變大，生產時直徑為15至20㎝，厚約1・5至3㎝，重約50g。

直到生產，在不到十個月的短時間內，胎兒迅速發育，多虧有胎盤所發揮的重要作用。我們人類藉著胎盤之賜，才能夠健康的出生。

胎盤在生產後結束任務，接著排出體外。

胎盤具有替代胎兒器官的作用

關於受精卵的成長，再詳加敘述如下。

受精卵在受精後一週內於子宮內壁著床，接著細胞複製增加後，細胞群分為三層，各層細胞產生的器官會依照ＤＮＡ藍圖，從受精後第四週開始，依序形成「皮膚・腦・脊髓・牙齒・口・肛門等」、「骨骼・肌肉・血管・腎臟等」、「食道・胃・腸・肝臟・膀胱等」等三類器官。受精後第八週時胎兒雖然還不成熟，但是已具備各種器官雛型，然後迅速成長。

胎盤在此時會發揮重要的作用，對胎兒進行氧氣與營養的補給，同時保護胎兒。此外，由於胎兒器官尚未具備任何功能，因此胎盤會代替各種器官發揮作用。也就是說，對胎兒發育而言，必要的呼吸與蛋白質合成、有害物解毒、荷爾蒙分泌與排泄等，所有重要的作用都由胎盤進行。

胎盤替代各種器官的作用如下：

●肺臟的作用（呼吸作用）

胎兒透過胎盤，從母體的血液中得到氧氣，而胎兒釋放出的二氧化碳則透過胎盤，送到母親的血液中。

●肝臟的作用（代謝作用、解毒作用）

成人的肝臟大約有二〇〇種酵素，同時進行超過五〇〇種的化學作用（蛋白質合成等代謝作用）。胎兒肝臟應有的酵素尚未完全發育齊全，但是胎盤能夠彌補胎兒肝臟不足的部分，進行代謝作用。此外，胎盤與肝臟同樣具有解毒的作用。

●腎臟的作用（排泄作用）

胎盤將胎兒的廢物送到母體中。

●腦下垂體、卵巢的作用（內分泌作用）

發育迅速的胎兒需要大量的荷爾蒙，而荷爾蒙就是由胎盤所供給。人體原本分泌荷爾蒙的內分泌作用，是由腦下垂體與卵巢等所進行。

●脾臟的作用（免疫作用）

胎盤發揮阻止病原菌和異物等侵入，具有防衛關卡的作用。

●小腸的作用（消化作用）

胎兒只能夠利用胺基酸作為蛋白質的來源。而胎盤會分解母體的血清蛋白質，將分解的胺基酸輸送給胎兒。此外，胎盤也會分解三酸甘油脂，再輸送給胎兒。

由於胎盤可以代替尚未成熟胎兒器官的各種功能，因此說它是「萬能器官」也不誇張。另外不可以忘記的是，胎盤具有調節的功能。

例如，胎盤具有防止血液凝固的作用，同時也具有防止失血的作用。請想想我們受傷失血時的情況，為了防止失血，血液必須凝固，若血液的凝固功能失調，則會流血不止。胎盤能夠巧妙維持凝血作用的平衡，加以調節。要將血液送給胎兒，防止血液凝固很重要；而在生產時為了保護母體，防止失血也很重要。因此胎盤具有調節功能，能配合不同情形、發揮不同作用。

因此，胎盤可以說是「萬能器官」，由於胎兒與母體必須各自保持正常狀態，能夠具備這種調節功能，胎盤可以說是生命的驚奇。

胎盤中所含的豐富成分

胎盤具有各種生理功能。胎盤的主要成分，是胎兒也是人類所需要的蛋白質、脂肪、醣類等三大營養素，以及礦物質、維他命、酵素、核酸等各種營養素。

✿胎盤中所含的主要營養素

- 胺基酸（蛋白質的原料）＝白胺酸、賴胺酸、纈胺酸、蘇胺酸、異白胺酸、甘胺酸、丙胺酸、精胺酸等。
- 活性肽（聚合的胺基酸）＝具有很多幫助形成蛋白質的活性肽。
- 蛋白質＝白蛋白、球蛋白等。
- 脂質、脂肪酸＝膽固醇、磷脂醯酸、磷脂醯乙醇胺、月桂酸、棕櫚酸等。

- 醣類＝葡萄糖、半乳糖、蔗糖等。
- 黏多醣體＝透明質酸、硫酸軟骨素等。
- 維他命＝維他命B_1、B_2、B_6、B_{12}、C、D、E、菸鹼酸等。
- 礦物質＝鈣、鈉、鉀、磷、鎂、鋅、鐵等。
- 核酸＝DNA、RNA以及其代謝產物。
- 酵素＝鹼性磷酸酯酶、酸性磷酸酯酶、透明質酸酶、腺苷三磷酸等，將近一〇〇種。

胎盤的萬能，來自於各種成長因子！

胎盤中含有許多生理作用極強的成長因子，其作用備受注目。

如前所述，胎盤具有替代胎兒器官的作用。短短不到十個月的時間，一個受精卵經由分化生長，變成人體，有賴於胎盤能產生各器官的分化誘導因子，亦即成長因子。

藉著胎盤中成長因子的作用，胎兒能夠在子宮內成長為約3公斤，而這與細胞的活化作用有密切關係。

成長因子就是「細胞分裂活化因子」，能夠刺激細胞，促進細胞分裂，使新陳代謝旺盛，老舊細胞不斷被新細胞替換，同時活化全身細胞。

成長因子就是所謂的「刺激劑」；一旦成長因子按下細胞分裂的開關，就能使作用開始進行，因此即使微量也能夠發揮顯著的力量。

✿胎盤中所含的主要成長因子

- 肝細胞成長因子（HGF）＝肝組織細胞的增殖
- 神經細胞增殖因子（NGF）＝神經細胞（知覺・交感神經節細胞）的增殖
- 上皮細胞增殖因子（EGF）＝皮膚、肺、角膜、氣管上皮細胞的增殖
- 纖維母細胞增殖因子（FGF）＝纖維母細胞、膠質細胞、血管內皮細胞的增殖
- 類胰島素的成長因子（IGF）＝軟骨細胞、平滑肌細胞的增殖

・提升免疫力的成長因子

。集落形成刺激因子（CSF）＝刺激顆粒細胞、巨噬細胞等幹細胞的增殖，促進免疫

。細胞白介素1（IL—1）＝刺激免疫細胞（T細胞、B細胞、NK細胞）以及胸腺細胞的增殖淋巴細胞產生活性

。細胞白介素2（IL—2）＝T細胞（輔助T細胞、殺手T細胞、抑制T細胞）的增殖

。細胞白介素3（IL—3）＝造血幹細胞、肥大細胞的增殖

。細胞白介素4（IL—4）＝B細胞的增殖，同時促進其分化，產生抗體

胎盤成長因子，即將改變廿一世紀的醫療

✿再生醫療

二〇〇一年一月七日的日本朝日新聞中，有篇以「關於細胞再生藥臨床應用」為題的驚人報導。

報導中記載即將開始使用細胞及器官再生物質：肝細胞成長因子（ＨＧＦ）進行治療。一旦實現將會對廿一世紀的醫療產生巨大的改革。

一九八四年，大阪大學研究所生化教育研究中心的中村敏一教授等人，發現了肝臟中具有再生物質：肝細胞增殖因子。根據後來的研究發現，除了肝臟，肝細胞成長因子還可以防止其他器官細胞的壞死，進行修復、再生。

經由動物實驗顯示，「肝細胞成長因子，對於目前沒有主要治療法的嚴重肝、腎臟、心臟、血管、神經等疾病都可以加以治療。」在做實驗時，讓罹患疾病的動物注射肝細胞成長因子，結果原本因為急性肝炎、急性腎炎、急性心肌梗塞、腦梗塞等瀕

臨死亡的動物，細胞重新復甦，得到了驚人的成果。

動物實驗的結果，發現除了癌症以外，所有疾病幾乎都有效。由於效果卓越，因此又暱稱為「Happy Growth Factor」（幸福成長因子），與肝細胞增殖因子（HGF）的開頭字母相同。

●經由動物實驗證明肝細胞成長因子有效的主要疾病

肝病／猛暴性肝炎、肝炎、肝硬化、肝臟移植

腎臟病／腎衰竭、腎臟移植

肺臟疾病／急性肺炎、肺纖維症

消化器官疾病／胃潰瘍、糖尿病（胰臟細胞再生）

心臟血管疾病／心肌梗塞、心肌症、動脈硬化阻塞症、冠狀動脈再狹窄／肌無力症

腦神經疾病／腦梗塞、帕金森氏症、肌萎縮側索硬化症

（來源：二〇〇一年一月七日朝日新聞）

為了解對人類是否有效，將打開臨床應用之門。大阪大學研究動脈硬化阻塞症或心肌梗塞的患者，兵庫醫科大學則計畫對肝硬化患者進行治療。

但若要許可這個研究成為醫院實際的治療法，還需要充分累積關於有效性及安全性的資料，因此還需要一段時間。

但這的確是可喜的消息，請大家再回想一下前面的敘述。「胎盤」中存在著「肝細胞成長因子」（ＨＧＦ），因此藉著利用胎盤，也許就能夠發揮「幸福成長因子」（肝細胞成長因子ＨＧＦ）的驚人效力。

✿發現抑制癌細胞轉移的轉移抑制蛋白酶（METASTIN）

胎盤到底對於何種疾病有效，稍後會為各位敘述，在此請各位先看以下的證明資料：

新型生理活性「轉移抑制蛋白酶」（轉移抑制蛋白酶），具有抑制癌細胞轉移的作用

本公司武田藥品的孤兒受體（orphan receptor）研究成果，發現了具有抑制癌轉移作用的新型生理活性胜肽——轉移抑制蛋白酶」。這是由轉移抑制基因「KISS—1」所產生的胜肽，因此按照轉移的英文「metastasis」來命名為「METASTIN」。

本公司醫療研究本部．開拓第一研究所、基於孤兒受體和配體的研究，發現了四種新型的胜肽，亦即PrRP、Apelin、GALP、RF amide，且對於MCH、Urotensin Ⅱ、Neuromedin U等生理活性胜肽各有不同的受體。此外，根據本公司醫療研究本部．醫療品科學第二研究所的動物實驗顯示，MCH拮抗藥具有抗肥胖作用，並在二〇〇一年三月的日本醫藥學會中報告。而這次的轉移抑制蛋白酶的發現，就是繼先前基於孤兒受體的研究所展現的成果。

這次的研究，是由人類的胎盤中單離、精製出孤兒受體之一的0T7T175受體胜肽。經由實驗證明，這種胜肽是藉由轉移抑制基因KISS—1所製造出來的

新型胜肽。基因 KISS—1 是在一九九七年由美國賓州州立大學的威爾許博士（Danny Ray Welch, PhD）等人發表此基因產物及其作用。

將老鼠皮膚黑色素瘤接種於皮下，形成癌區塊，五週後轉移至肺，再利用轉移抑制蛋白酶受體 0T7T175 對黑色素瘤進行實驗。藉著持續投予轉移抑制蛋白酶，黑色素瘤轉移至肺的情況顯著受到抑制。此外，試管實驗也確認，轉移抑制蛋白酶能夠抑制癌細胞產生游離和浸潤作用。這意味著轉移抑制蛋白酶能夠抑制癌細胞的運動能力，也因此說明了轉移抑制蛋白酶在生物體內抑制癌轉移的過程。

轉移抑制蛋白酶是否能像老鼠細胞一樣，對於人類癌細胞也能夠發揮作用，還有待今後的研究。不過，在人類的卵巢癌中，發現了高密度的轉移抑制蛋白酶受體，由此可知，轉移抑制蛋白酶能夠抑制癌細胞轉移。此外，人類的胎盤能夠大量生產轉移抑制蛋白酶，顯示胎盤具有重要的生理功能。本公司是研究轉移抑制蛋白酶是否能夠作為抑制癌轉移藥的業界先驅，為研究轉移抑制蛋白酶長效型製劑以及低分子化合物之首。

此外，關於此研究的詳細內容，也同時發表在今年五月三十一日的英國《自然》雜誌（*Nature*）。

二〇〇一年五月三十一日
武田藥品工業株式會社

※六月一日的《朝日・日經新聞》報導中發現了抑制癌轉移的物質，可以藉由胎盤而大量生產。因此相信今後一定可以從胎盤中發現更多新的物質。

胎盤的作用

許多研究者都證明了胎盤具有各種作用。胎盤具有「萬能器官」的功能，同時也含有各種營養素和成長因子成分，在此為各位列舉內容如下：

✿胎盤的主要作用

- 調整自律神經作用（調節自律神經）

- 調整內分泌作用（調節內分泌＝荷爾蒙）
- 活化免疫作用（提高對抗疾病的抵抗力）
- 提升基礎代謝作用（使基礎代謝旺盛，使細胞、組織、器官功能活化）
- 消除自由基作用（消除自由基，防止氧化）
- 消炎作用（抑制發炎症狀）
- 促進創傷修復作用（促進受損組織的修復）
- 安定精神作用（使精神安定）

此外，也發現胎盤還具有其他作用：

- 強肝、解毒作用（強化肝臟功能）
- 促進孕婦的乳汁分泌作用（促進孕婦乳汁分泌）
- 抗過敏作用（抑制過敏）
- 體質改善作用（促進體質的改善）
- 促進血液循環作用（促進血液的循環）
- 造血作用（促進血液生成）

・抗突變作用（抑制突變）
・調節血壓作用（調節血壓）
・消除疲勞作用（促進疲勞的消除）
・增進食慾作用（促進食慾）

很多醫學報告認為胎盤具有治病的效果，各種症狀都有效，這就是胎盤功效的一大優點。由上表可知，胎盤能夠發揮改善疾病的效果，使用後感覺神清氣爽、消除疲勞感、肌膚美麗等，也有助於改善全身健康及美容。

✿胎盤對於以下症狀有效

・婦　科　更年期障礙、經痛、月經不順、乳汁分泌不全、高泌乳激素血症等
・內　科　肝炎、肝硬化症、慢性胰臟炎、糖尿病、慢性胃炎、消化不良、胃潰瘍、十二指腸潰瘍、潰瘍性大腸炎、氣喘、慢性支氣管炎、高血壓、低血壓、習慣性便秘、膠原病等
・外　科　慢性關節炎病、痛風、關節炎、神經痛、腰痛、五十肩等

・皮膚科　異位性皮膚炎、乾癬、狐臭、濕疹、創傷、斑點、雀斑等
・精神科　自律神經失調症、失眠症等
・泌尿科　前列腺肥大、膀胱炎、痔瘡等
・眼　科　白內障、過敏性結膜炎、視力減退等
・耳鼻喉科　過敏性鼻炎、梅尼爾氏症（內耳性眩暈病）、花粉症等
・牙　科　齒槽膿漏、牙周病等
・其　他　疲勞、手腳冰冷症、虛弱體質、病中病後的體力恢復、強精氣等

胎盤具有健康・美容的效果

胎盤是為了讓胎兒成長而暫時產生的器官，生產後會排出母體外。

除了人類以外，幾乎所有的哺乳動物在生產後，母親就會吃掉胎盤。舉個常見的例子，不僅貓或狗在生產結束後會吃掉胎盤，而牛或馬等草食性動物也一樣。

關於動物吃胎盤，一說是可以消除生產時產生的血腥味，以免吸引掠食者，以保

護自己免於外敵的侵略。另一說則是認為吃了營養豐富的胎盤，有助於動物恢復產後的體力。胎盤具有促進母乳分泌的成份，因此能夠促進乳汁分泌，有利於養育子女，這也是動物的生存智慧。

胎盤是宜古宜今的醫藥用品

含有豐富的營養素與成長因子，具有藥理作用的胎盤，對古今中外的人們來說，在健康與美容上都有效，因而廣泛地加以利用。

在紀元前，胎盤就被當成藥物使用。

在中國，秦始皇（紀元前二五九至紀元前二一〇年）將胎盤當成長生不老的妙藥。

唐朝（六一八年至九〇七年）所編纂的中醫書《本草拾遺》中，以「人胞」、「胞衣」的名稱來介紹胎盤。到了明朝（一三六八年至一六四四年）的《本草綱目》中，則以「紫河車」的名稱來介紹胎盤，認為這是對於肉體與精神的疲勞及衰老有效的滋補壯陽中藥，備受重視。道教認為仙人煉藥要使用「河車」。楊貴妃經常使用「紫河車」。到了現在，胎盤也是中藥不可或缺的藥物之一。

此外，韓國的中醫書籍《東醫寶鑑》（一六一三年）中，也出現過「紫河車」。在日本江戶時代，加賀三大妙藥之一的混元丹中，也含有這個「紫河車」。

在西方，古希臘醫師，有「西洋醫學之父」、「醫聖」之稱的希波克拉底，也曾利用胎盤來進行治療。

埃及女王埃及豔后及法國王妃瑪麗．安娜王妃，為了恢復青春及美容而利用胎盤。

在東方當成中藥使用的胎盤，在西方，不知什麼緣故於中世紀之後就被遺忘了。

到了一九三〇年代，經由前蘇聯的研究，使得胎盤的使用性再度嶄露頭角。

菲拉特夫博士、稗田憲太郎博士以及現代的胎盤研究

一九三〇年代，前蘇聯奧狄薩醫科大學教授菲拉特夫博士，在「組織療法」中使用胎盤，使胎盤重新受到重視。「組織療法」就是在患部的皮膚中埋入冷藏保存的胎盤等其他組織，因此也稱為「埋入療法」。

最初，菲拉特夫博士進行從屍體取得冷藏角膜移植到患者眼睛的手術。由於與未冷藏的角膜相比，患者的恢復情形情況較為良好，菲拉特夫博士對此加以研究，提出「動植物組織冷卻之後，藉著低溫的刺激，可使生命力活化，產生促進組織再生力的細胞活化因子，以及刺激生物體的誘發生長。」後來經過不斷的研究，將冷凍健康人類胎盤等組織埋入病人患部皮膚中，而產生了治療疾病的「組織療法」。菲拉特夫博士對於胎盤的作用所提出的報告是：「胎盤不僅能促進人體生理功能旺盛，同時也有促進患部痊癒的作用。」

由於菲拉特夫博士創造了偉大的研究功績，因此在一九四五年得到權威性的列寧

獎。

後來這個「組織療法」傳到了日本。

一九五〇年，日本研究「組織療法」的醫師集合起來，設立了「組織療法研究所」。

除了開發胎盤素注射液之外，在一九五六年又發展為「MELSMON製藥株式會社」，得到厚生省的醫藥品許可，製造、銷售更年期障礙與乳汁分泌不全的注射藥「MELSMON」。

此外，將「組織療法」推廣到整個日本的，則是稗田憲太郎博士。

在第二次世界大戰時，稗田博士是滿洲醫科大學的教授，戰後留在中國八年。在這段期間內，他認識了當時由斯普蘭斯基博士所研究的「組織療法」。後來他擔任日本久留米大學藥理學研究室教授，並將全副精力傾注於胎盤利用的研究上，結果成功的開發出從冷藏胎盤提取萃取物的「冷藏胎盤漿液療法」。後來在一九五九年，基於稗田博士的研究，出現了胎盤素注射藥「LAENNEC」（*當時是肝硬化的醫藥品，後來得到日本厚生勞動省的許可（相當於我國衛生署），適用範圍擴大為改善肝功能的藥品）。

在日本，起初胎盤並不是用在「組織療法」。如前所述，以前胎盤是由中國傳入日本，在江戶時代被當成中藥加以應用，加賀三大秘藥之一的混元丹中就含有胎盤。

戰時及戰後，胎盤成為貴重的營養資源，由京都大學醫學部婦產科學教室三林隆吉教授所開發出來的胎盤製劑「VITAX」成為話題。在戰爭結束前後糧食不足的時代，由注重嬰幼兒與女性保健的文部省提出呼籲，因此三林隆吉教授開始著手研究，而注意到具有神奇作用的胎盤。事實上，他已藉由實驗確認胎盤具有營養資源的效用。三林教授擴大臨床實驗，希望能夠改善母體乳汁分泌不良的情況，以及促進嬰幼兒的發育，同時發現胎盤對於肝臟疾病、貧血等其他疾病、手術後的體力恢復等，都具有卓效。現在，這個具有廣泛效能的胎盤製劑以「VITAX」之名加以製造、銷售。

胎盤的各種利用製劑

在日本，目前胎盤素已經製成注射藥、內服劑、健康食品、化妝品等加以利用。

胎盤素注射液在一九五〇年代後正式上市，目前有先前介紹的治療更年期障礙和乳汁分泌不全的注射藥「MELSMON」，以及改善肝功能的注射藥「LAENNEC」兩種。這兩種藥劑都是以人類的胎盤為原料，進行了臨床資料與安全性的實驗，並得到厚生省的許可，但實際的適應症範圍則不及胎盤廣泛。

胎盤內服劑的代表是「VITAX」。到了一九七〇年代，在美容方面也開始使用胎盤，因而開發了各種化妝品。從一九八〇年代後半期開始，胎盤也逐漸應用在健康食品中。

化妝品或健康食品的原料一般都是使用豬的胎盤，關於其效力，尤其是新鮮的豬胎盤，和人類的胎盤並無差異。

環視世界各國，胎盤素也被應用在許多新藥以及化妝品中。

近年來，在日本的醫療方面重新發掘了胎盤素的優良效果和安全性，因此施用胎盤素注射藥的醫療機構持續增加。

胎盤素的安全性

胎盤素的注射藥是從胎盤組織中提取的萃取物所製成，因此會有安全性的問題，不過關於這一點則不需擔心。由於在日本的醫院中，胎盤素注射藥是婦女以正常分娩生下來的人類胎盤為原料。在製造過程中，胎盤中的血液和荷爾蒙已經百分之百去除了，完全沒有留在胎盤素注射藥中。

而且，不論是任何注射藥或是內服劑，都必須要合乎日本厚生省的嚴格基準才能夠得到「醫藥品」的許可。因此，在安全性方面已經得到了國家的保證。

關於日本製藥廠商在製造時如何處理安全問題，在此以注射藥「MELSMON」為例，為各位實際上介紹一下。

首先是原料管理。製藥廠商長年來和特定醫療機構簽訂專屬契約，形成能夠確實得到安全胎盤的體制系統。有生產經驗的人都知道，在懷孕期間，孕婦必須接受多次血液檢查，有無梅毒、愛滋病、B型肝炎、C型肝炎等，因此可以篩選出沒有致病危險的胎盤。

如此謹慎的挑選原料，在管理上不只是確保了患者與醫療從事者的安全，同時也可以防止製造業者的污染，因此是必要的措施。

其次，經由檢查合格的胎盤，在經過一定的期間冷凍保存之後，需要加入鹽酸加熱，取得水溶性分解物（萃取劑）。為了預防注射時病人疼痛和組織變性，要將鹽酸蒸散消失，再利用氫氧化鈉中和，使酸鹼值變為6・8至7・0（接近人體pH值，pH值是表示酸鹼性的單位），然後再加入注射用蒸餾水以及無痛化劑苯甲醇加以過濾。在這個分解、蒸散的過程中，必須要以超過攝氏100度、合計十五至十七小時高溫處理。

最後將得到的胎盤素充填於無菌的安瓶中，然後再將安瓶進行120度、三十分鐘的高壓蒸氣殺菌。

由以上的敘述可以了解到，首先，醫療機構會選擇無感染的原料，在製造過程中會進行熱處理（超過攝氏100度、合計十五至十七小時），在最後的製品上也進行殺菌處理（120度、三十分鐘的高壓）。亦即所有的細菌和病毒都會失去感染力，可以充分確保製劑的安全性。

最終的製劑檢查，是進行蛋白質是否完全分解為胺基酸的確認試驗，以及無菌試驗、動物試驗等，因此能夠充分確保製劑的品質與安全性等。

此外，在使用上也不用擔心副作用的問題。例如，ＭＥＬＳＭＯＮ製藥得到日本健康保險適用許可已經四十五年了，可見ＭＥＬＳＭＯＮ注射劑具有悠久的製造、銷售歷史，到目前為止，尚未有任何因為重大副作用而發生意外事故的事例報告。

由於紀元前「胎盤」也被用在醫療與美容上，具有悠久的歷史，可以證明其副作用低。

在我的診所中，並沒有因為注射胎盤製劑而發生嚴重副作用的症例。輕微的副作用包括：「注射部位發紅、疼痛（調查症例中有五％左右／一至二天內復原）」、「注射部位的上肢倦怠、沈重感（調查症例中〇・一至五％左右／半天內復原）」、「噁心、全身倦怠感（很少）／半天內復原」等。總之，都是會立刻恢復的狀況，接著病人會身體變輕鬆，健康狀況復原。

這是一種副作用很少的注射，患者在注射當天就可以泡澡、運動、喝酒，只要不過度，都可以過著正常的生活。

第 2 章

【健康篇之一】

胎盤素減輕更年期障礙

更年期是指停經前後的五年

很多人會誤以為更年期是停經之後才開始的，事實上應該是算停經前後五年，也就是總計有大約十年的時間。停經的年齡因人而異，有的人三十幾歲停經，有的人五十五歲還有月經。日本女性平均在五十到五十一歲時停經，因此大略估算，四十五到五十五歲這段期間就是平均的更年期。

進入更年期後，有時即使停經，月經也會突然再來。更年期最明顯的「信號」就是月經週期混亂。這是由於卵巢功能衰退所引起的。若以身體狀況來看更年期，則是從月經順利到月經停止身體狀態穩定為止的「移行期」（轉換期）。隨著卵巢功能減退，來自卵巢的女性荷爾蒙分泌逐漸減少，停經時會銳減，最後停止分泌，荷爾蒙變得穩定。

女性荷爾蒙分泌的變化對女性的一生造成影響，可分為兒童期、青春期、性成熟期、更年期、老年期等五個階段。

1. 兒童期　八歲前後女性荷爾蒙開始分泌的時期。

2. 青春期　十五歲左右月經開始，生殖器或乳房發育形成女性化的身體曲線。

3. 性成熟期　二十到四十五歲左右，大約二十五年內，女性荷爾蒙的分泌到達巔峰，適合懷孕、生產、授乳。

4. 更年期　四十五到五十五歲左右，大約十年的時間，包括停經的期間在內，成為迎向老年期的移行期。

5. 老年期　來自卵巢的女性荷爾蒙停止分泌。

由此可知，更年期正好介於性成熟期與老年期之間，可以說是為了要過舒適的老年期的準備期間。由於更年期會出現轉換期特有的「變化」，必須要事先了解這一點。

不論在生理或心理方面，都要以輕鬆的心情來面對更年期，才能夠迎向即將來臨的老年期。

更年期出現的非特異性主訴症狀

更年期時，卵巢功能減退、女性荷爾蒙分泌減少。由於女性荷爾蒙不足而引起的身體不適的現象，造成各種生理、心理的非特異性主訴，稱為更年期障礙。

有時會有數種症狀同時出現，這就是造成更年期障礙的一大要因。

更年期障礙如何發生

要了解更年期障礙是如何發生的，首先要了解月經與女性荷爾蒙（雌激素、黃體素）的關係。女性荷爾蒙中，雌激素發揮主要的作用，而黃體素則是抑制雌激素的作用。

月經是分布在子宮內壁的子宮內膜在一定的週期內剝落、脫離，隨著血液排出的現象。是由於腦的下視丘、腦下垂體及卵巢相互刺激，而引起月經的現象（參照圖2－1）。

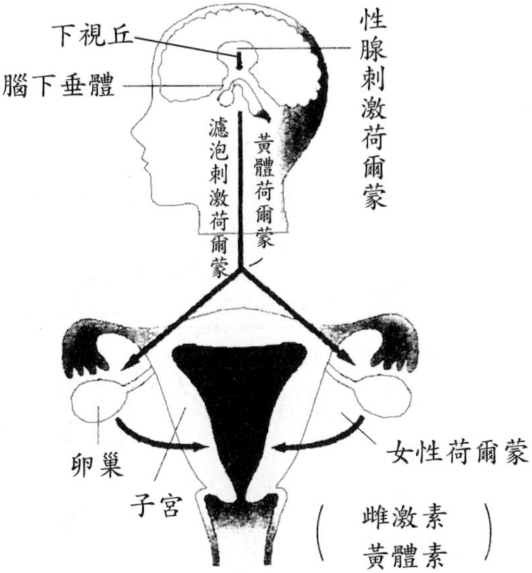

圖 2-1　性腺的機能與女性荷爾蒙的作用

✿月經的週期變化（參照圖2－2）

1. 由下視丘分泌「性腺刺激荷爾蒙」刺激腦下垂體，因而使腦下垂體分泌「濾泡刺激荷爾蒙」。

↓

2. 「濾泡刺激荷爾蒙」刺激卵巢中的濾泡，使濾泡成熟。這時，濾泡會分泌「雌激素（濾泡素）」。雌激素是為懷孕做準備，能夠使子宮內膜增厚的物質。

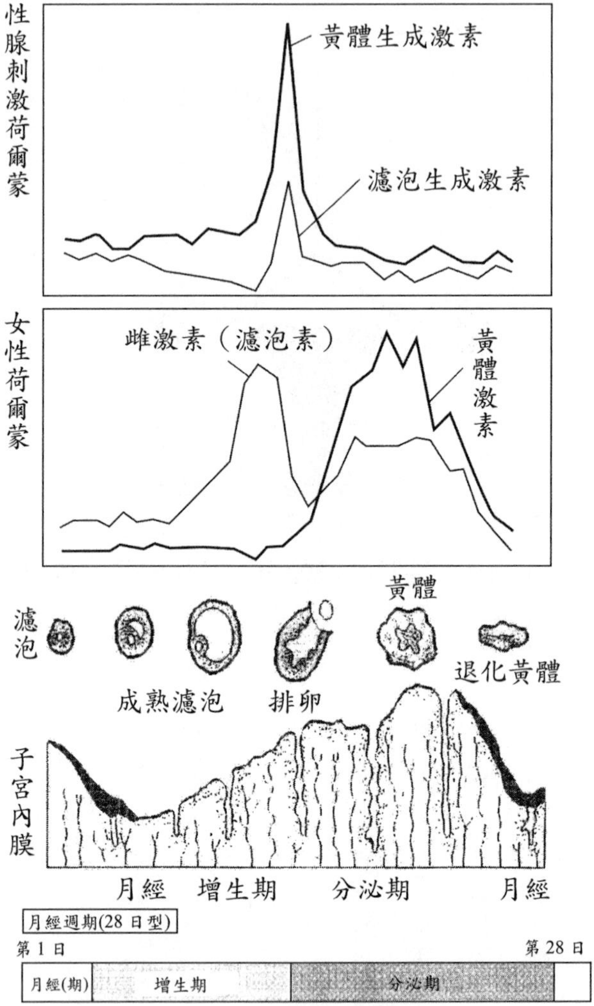
性腺刺激荷爾蒙
黃體生成激素
濾泡生成激素
女性荷爾蒙
雌激素（濾泡素）
黃體激素
濾泡
黃體
成熟濾泡
排卵
退化黃體
子宮內膜
月經
增生期
分泌期
月經
月經週期(28日型)
第1日
第28日
月經(期)
增生期
分泌期

圖 2-2　月經的週期變化

4. 當血液中的「雌激素」增加時，這個情報傳達到下視丘與腦下垂體，使「濾泡刺激荷爾蒙」的分泌量減少，取而代之的則是分泌「黃體荷爾蒙」。「黃體荷爾蒙」會刺激成熟的濾泡，使濾泡破裂而引起排卵。

↓

5. 卵子排出之後，濾泡變成黃體，分泌「黃體素」。為了讓受精卵容易著床，黃體素會使子宮內膜增厚。

↓

6. 若卵子未受精，黃體會退化，使「黃體素」的分泌量減少，原本增厚的子宮內膜開始剝落，造成月經開始。這時，下視丘又會開始分泌刺激性腺釋放荷爾蒙，如此反覆上述過程。

月經週期通常是二十八天。量基礎體溫可知，分泌雌激素的低溫期大約二週，然後是黃體素分泌的高溫期，大約持續二週，以體溫的變化可以確認這樣的規律。

進入更年期後，卵巢功能減退，女性荷爾蒙的分泌量也減少。女性荷爾蒙減少，下視丘和腦下垂體就會大量分泌刺激性腺釋放荷爾蒙或濾泡刺激荷爾蒙，對卵巢下達「努力加油、努力加油」的指令，促進女性荷爾蒙的分泌。

這時，對自律神經就會造成極大的影響。

下視丘不只是控制女性荷爾蒙的中樞，同時也是自律神經系統的中樞。下視丘過分分泌刺激性腺釋放荷爾蒙或濾泡刺激荷爾蒙，就會增強對於自律神經的刺激，使自律神經平衡失調，而引起自律神經失調症。

自律神經是深入調節人體各器官組織功能的神經，自律神經包括交感神經與副交感神經，負責血管的收縮與擴張、血壓的上升與下降、胃腸・消化道活動的抑制與促進等，調節各種生理相反作用的平衡（參照圖2－3）。

因此，當交感神經與副交感神經平衡瓦解時，就會引起熱潮紅、盜汗、心悸、呼吸困難、便秘、腹瀉、手腳冰冷症等非特異性主訴。

更年期障礙的生理作用，目前尚有不明之處，但已知其流程為「卵巢功能衰退↓女性荷爾蒙減少↓刺激下視丘↓自律神經系統混亂↓自律神經失調症＝非特異性主訴

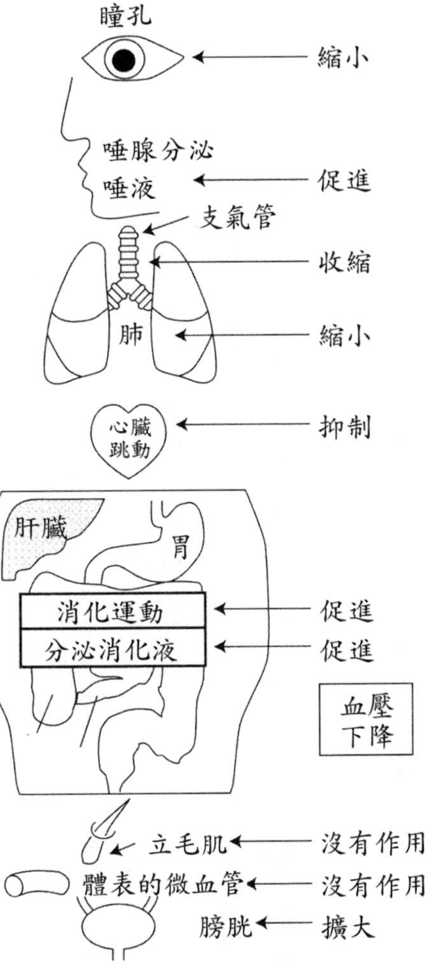

圖 2-3　副交感神經的作用

的發作」。

女性荷爾蒙的雌激素對下視丘具有使人情緒開朗的作用，當雌激素減少時，就會產生情緒低落等心理不良影響。

更年期障礙中較常見的「熱潮紅」、「盜汗」

更年期障礙的非特異性主訴中，最常見的就是熱潮紅、盜汗。

熱潮紅的英文是「ＨＯＴ　ＦＬＡＳＨ」，即突然覺得很熱，然後一下子就消退了。症狀出現的狀況因人而異，有的人只是臉紅、發燙，有的人則是上半身很熱、下半身很冷。

這些症狀發生的原因，就是先前敘述過的，由於雌激素減少，對下視丘造成刺激，使得自律神經系統失去平衡而引起。

當我們的身體受到冷熱刺激時，自律神經會發揮作用。自律神經中的交感神經會使血管收縮、血量減少、降低體溫，而副交感神經則會使血管擴張、促進血液循環、

心理症狀	頭痛、頭重、失眠、淺眠、凌晨清醒、疲倦感、厭倦感、不安感、緊張感、焦躁感、憂鬱情緒
生理症狀	熱潮紅、頭暈、站不穩、盜汗、心悸、呼吸困難、手腳冰冷、食慾不振、噁心、腹脹、腹瀉、便秘、肩膀痠痛、頸部痠痛、關節痛、腰痛、頻尿、眼睛疲勞

圖 2-4　更年期的症狀

使體溫上升。兩者作用的平衡，可保持血液循環和體溫的穩定。一旦自律神經平衡失調，控制功能減退，血管的收縮與擴張會變得不穩定，因而引起熱潮紅的現象。

此外，若有高血壓或甲狀腺功能亢進症等疾病也可能會引起熱潮紅。如果症狀強烈，最好到醫院接受檢查。如果診斷是更年期障礙，有的人可能會持續幾個月熱潮紅才會完全消失，有的人則可能會持續幾年。總之，請以平常心來度過這段期間。除了熱潮紅以外，由自律神經失調而引起的症狀，多與壓力有密切關係，故太過緊張反而會使症狀惡化。

大量冒汗的症狀稱為盜汗。盜汗也是因

為雌激素減少、自律神經系統失調而引起的症狀。

更年期障礙因人而異

雖然進入更年期，但並不是所有的人都會出現更年期障礙。如前所述，更年期障礙症狀的出現，具有很大的個人差異。

有的人會覺得不舒服，有的人會覺得對生活造成妨礙，甚至到痛不欲生的地步，程度因人而異。

造成這種個人差異的原因，除了體質與健康狀態之外，每個人的生活環境與性格也有很大的影響。

更年期是女性人生中很重要的階段，這時也許正好是照顧父母或丈夫退休、子女獨立或結婚的重疊時期，此時職業婦女可能會負擔更重的責任。此外，受到環境壓力的影響，掌管人體喜怒哀樂等情緒的大腦邊緣系統，以及進行高度智能活動的大腦皮質，也容易造成下視丘功能失調。

同樣的，在性格上容易承受壓力的人，也有下視丘容易失調的傾向，當然也會因此出現較大的更年期障礙。完美主義者、責任感強、內向、神經質的人更需要注意。

相反的，凡事大而化之、保持積極的想法、心情開朗，則對於大腦邊緣系統或大腦皮質都會產生好的刺激，對於下視丘也會有正面的影響，能夠減輕非特異性主訴的症狀。

巧妙轉換心情，盡量避免陷入焦躁或憂鬱的情緒中，這是減輕更年期障礙的秘訣。

更年期障礙是由於「女性荷爾蒙分泌減少的身體因素」、「與人生的重要階段相重疊的環境因素」、「性格上容易承受壓力的心理因素」等許多因素重疊而發作的，因此必須要採用多重的治療對應方法。

胎盤素對更年期障礙具有改善效果

如果更年期障礙的症狀較輕微，可以視情形而定，但是如果本人覺得痛苦時，就必須要接受治療。

在我的診所，更年期障礙的治療藥是使用得到日本厚生省許可的胎盤素注射藥「MELSMON」，依病人症狀的不同，有時會併用中藥，成效非常好。

「MELSMON」得到日本厚生省的許可，當成醫藥品使用已經有四十五年的歷史，它「對於從更年期到老年期的各種症狀，具有顯著的改善效果」，因此保證具有有效性與安全性。

更年期障礙的產生，是因為卵巢功能減退，使得女性荷爾蒙急速銳減，刺激控制女性荷爾蒙的下視丘，因而導致自律神經失調，引起非特異性主訴。

經由動物實驗證實，胎盤對於改善更年期障礙有效，是因為它具有調整荷爾蒙平衡的「調整內分泌作用」，以及調整自律神經平衡的「調整自律神經作用」等的作用。

除了具有這些調節作用之外，胎盤還具有各種藥理作用，包括「提升基礎代謝作用」、「促進血液循環作用」、「造血作用」、「消除疲勞作用」、「改善貧血作用」、「活化免疫作用」、「改善體質作用」等，藉著這些多重作用，能緩和非特異性主訴的症狀。

中藥對更年期障礙也有效

我的治療法的基本方針是，集合中西醫的智慧，提供對患者而言最好的方法。自古以來，大家都知道中藥對更年期障礙非常有效。中藥的效果是「取得身體的平衡，結果就能夠治癒疾病」。由於更年期障礙的諸多症狀，都是因為自律神經平衡失調而引起，因此中藥對此特別有效。

西醫是「調查身體哪個地方出現問題的學問」，中醫則是將著眼點置於「觀察全身的抵抗力與機能，以調整全身的身體功能」。因此，西醫是診斷「疾病」，而中醫則是診斷「病人」。

例如，因更年期障礙而同時出現手腳冰冷症、肩膀痠痛、憂鬱狀態等症狀的人，西醫要到內科、骨外科或精神科接受各種治療，而中醫則是基於患者的體質及出現的症狀，找出適當的「證」而給予適合的藥物。

「證」是什麼?中藥基於病態、病情、病勢、病期等,診斷患者所處的狀態,就稱為「證」。對各個患者以「虛實」或「寒熱」等「證」為主,進行治療。

「虛實」是表示體質的過與不足,「實證」表示體力過於充足,反而形成病態,相反的,「虛證」則是體力不足而出現病態。

「寒熱」是表示病態的性質,「寒證」是物質代謝減退而造成的病態,相反的,「熱證」則是因為物質代謝亢進而造成的病態。此外,「陰陽」代表抵抗力(生命反應)的強弱,「表裡」則表示疾病的深度。

在量度病態時,要利用「氣」、「血」、「水」三個假想的病因來加以分析。一般而言,更年期障礙出現的非特異性主訴,大多會伴隨出現「氣滯」與「瘀血」的情況。「氣滯」是氣停滯的症狀,會造成熱潮紅、心悸、呼吸困難、不安、易怒、憂鬱狀態等。「瘀血」則是血滯的症狀,會出現手腳冰冷、頭痛、肩膀痠痛、耳鳴、月經異常、下腹部疼痛等症狀。

中醫基於這些「證」與「氣、血、水」的分析,選擇適合個人的中藥,希望提高人類原本具有的自癒力,以原因療法與對症療法兩者著手來給予處方。

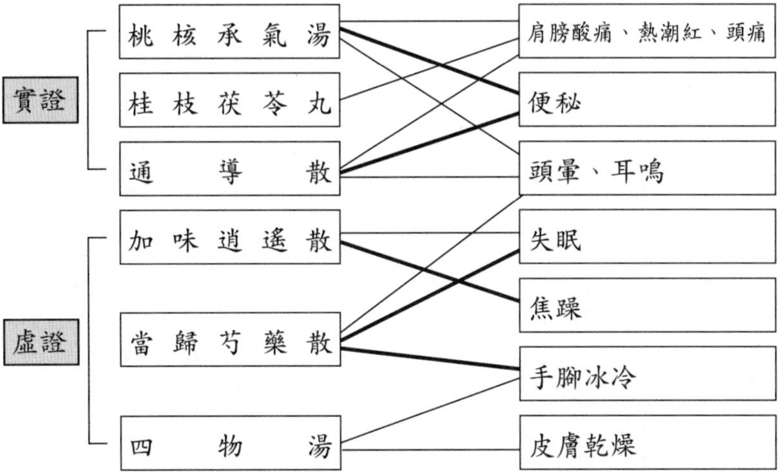

圖 2-5　更年期症狀與臨床方劑

此外，中醫也會發揮穩定心態的作用。「圖2－5」是對更年期障礙經由「虛實」的「證」和臨床症狀，選擇適合中藥的簡略搭配組合。

中藥大多以草根樹皮等天然產的物質為材料，副作用非常少，可以安心使用。

中藥與胎盤素具有很多共通點。胎盤素來自原本是中藥的「紫河車」，利用近代醫學的技術將其製成西方醫藥品來使用。

對患者而言，中藥與胎盤素的組合，對更年期障礙能夠發揮更高的有效性，在我的診所中也證明了這一點。

除此之外，更年期障礙的藥物療法還

包括，為了減輕自律神經失調而給與鎮靜劑、安眠藥、鎮痛劑等的對症療法，以及利用注射及內服藥、貼藥等方式以補充不足的女性荷爾蒙的女性荷爾蒙補充療法等。

但是鎮靜劑與安眠藥有副作用的問題，女性荷爾蒙補充療法則必須配合個人症狀來補充荷爾蒙量，除了「斟酌」之外，也要注意到副作用的問題。關於這一點，中藥與胎盤素完全無副作用，藉著其調節身體機制，反而可以從根本上減輕症狀。

我在治療時會使用胎盤素的理由就在於此。

臨床資料證明「ＭＥＬＳＭＯＮ」對更年期障礙有卓效

在此為各位介紹製藥公司「ＭＥＬＳＭＯＮ」對更年期障礙效果的臨床資料。這是在一九八〇年三月到十二月的十個月內實地進行臨床實驗，以七所醫療機構的五十五名患者為對象，隨機挑出卅一人投與「ＭＥＬＳＭＯＮ」，剩下的二十四人則投與「安慰劑」（不具效果的生理食鹽水），進行比較。投與量為一次一安瓶（２ml），一週投與三次，持續二週，總計六次，進行皮下注射。

開始治療時的主訴如「表2－1」所示。投與四次時以及二週後，發現MELSMON投與病患群具有以下的改善情況。

✿整體的改善度

投與四次後，MELSMON投與群卓效有四例，安慰劑投與群則完全無效（參照表2－2）。

開始投與二週後，MELSMON投與群的卓效率與有效率合計七七・四％，安慰劑投與群二五・〇％，統計上出現很大的差距（參照表2－3）。

✿各種症狀的改善度

●心理症狀

投與四次時，MELSMON投與群和安慰劑投與群之間產生了明顯的差距（參

表 2-1　治療實驗開始時的主訴

單位：人數

症狀		非常	普通	很少	合計
心理症狀	頭重	3	5	18	26
	頭痛	3	11	17	31
	睡眠障礙	1	7	17	25
	淺眠	0	7	18	25
	過早清醒	0	9	12	21
	容易疲倦	1	22	15	38
	倦怠感	0	12	16	28
	不安	4	5	15	24
	緊張感	3	5	18	26
	焦躁感	3	11	18	32
	憂鬱心情	2	7	16	25
生理症狀	熱潮紅	2	16	18	36
	頭暈、站立不穩	2	12	18	32
	盜汗	0	9	12	21
	心跳加快、呼吸困難	2	6	23	31
	手腳冰冷	3	18	8	29
	食慾不振	0	4	11	15
	噁心	0	1	13	14
	腹脹感	0	9	18	27
	腹瀉	0	0	4	4
	便秘	1	9	14	24
	頸部酸痛	6	20	12	38
	肩膀酸痛	6	23	10	39
	關節痛	1	3	9	13
	腰痛	2	15	16	33
	頻尿	0	1	11	12
	眼睛疲勞	3	5	15	23

表 2-2　投與四次時的整體改善度

單位：人數（）%

	卓效	有效	稍微有效	無效	惡化	合計	卓效＋有效
MELS-MON	4 (12.9)	8 (25.8)	6 (19.4)	12 (38.7)	1 (3.2)	31 (100)	12 (38.7)
安慰劑	0	4 (16.7)	3 (12.5)	13 (54.1)	4 (16.7)	24 (100)	4 (16.7)
合　計	4	12	9	25	5	55	16

表 2-3　投與二周後的整體改善度

單位：人數（）%

	卓效	有效	稍微有效	無效	惡化	合計	卓效＋有效
MELS-MON	15 (48.4)	9 (29.0)	3 (9.7)	4 (12.9)	0	31 (100)	24 (77.4)
安慰劑	4 (16.7)	2 (8.3)	4 (16.7)	13 (54.1)	1 (4.2)	24 (100)	6 (25.0)
合　計	19	11	7	17	1	55	30

表 2-4　投與四次時的心理症狀改善度

單位：人數（）%

	卓效	有效	稍微有效	無效	惡化	合計	卓效＋有效
MELS-MON	5 (16.1)	4 (12.9)	8 (25.8)	13 (41.9)	1 (3.3)	31 (100)	9 (29.0)
安慰劑	0	2 (8.3)	2 (8.3)	13 (54.2)	7 (29.2)	24 (100)	2 (8.3)
合　計	5	6	10	26	8	55	11

表 2-5　投與二周後的心理症狀改善度

單位：人數（）%

	卓效	有效	稍微有效	無效	惡化	合計	卓效＋有效
MELS-MON	12 (38.8)	9 (29.0)	5 (16.1)	5 (16.1)	0	31 (100)	21 (67.8)
安慰劑	2 (8.3)	4 (16.7)	4 (16.7)	12 (50.0)	2 (8.3)	24 (100)	6 (25.0)
合　計	14	13	9	17	2	55	27

照表2－4）。

開始投與二週後，MELSMON投與群的卓效率與有效率合計六七．八％，安慰劑投與群二五．○％，出現很大的差距（參照表2－5）。

●生理症狀

投與四次時，MELSMON投與群有效以上者一二症例，整體而言並無出現有效差（參照表2－6）。

開始投與二週後，MELSMON投與群和安慰劑投與群之間出現高度有效差。MELSMON投與群的卓效率與有效率合計七七．四％，安慰劑投與群二九．二％，確認統計上的差距（參照表2－7）。

由這些結果顯示，「MELSMON」對於更年期障礙的症狀的確具有改善效果，改善的症狀包括心理症狀與生理症狀，且效果迅速出現。

表 2-6　投與二周後的生理症狀改善度

單位：人數（）%

	卓效	有效	稍微有效	無效	惡化	合計	卓效＋有效
MELS-MON	5 (16.1)	7 (22.6)	6 (19.4)	13 (41.9)	0	31 (100)	12 (38.7)
安慰劑	1 (4.2)	2 (8.3)	5 (20.8)	15 (62.5)	1 (4.2)	24 (100)	3 (12.5)
合　計	6	9	11	28	1	55	15

表 2-7　投與二周後的生理症狀改善度

單位：人數（）%

	卓效	有效	稍微有效	無效	惡化	合計	卓效＋有效
MELS-MON	13 (41.9)	11 (35.5)	2 (6.5)	5 (16.1)	0	31 (100)	24 (77.4)
安慰劑	4 (16.7)	3 (12.5)	8 (33.3)	8 (33.3)	1 (4.2)	24 (100)	7 (29.2)
合　計	17	14	10	13	1	55	31

從「簡易更年期指數」了解胎盤素效力

要了解更年期症狀程度的方法，就要使用「簡易更年期指數（SMI）」這個自我檢查表（參照表2－8）。這是列舉出更年期障礙的十個代表性症狀，配合各症狀的程度畫圈以計算點數，根據合計點數來評估的方法。

到我的診所來的更年期障礙患者，我都會請她們填這張「簡易更年期指數」表，在初診時就能夠把握治療前更年期症狀的程度，也可以活用對照來了解治療成果。

在這些從併用中藥和胎盤素治療更年期障礙的患者中，我挑選出兩名女性，介紹她們的「簡易更年期指數」的演變。

如「表2－9」、「表2－10」所示，可以看出兩人在短時間內就出現了很好的效果，證明了胎盤素和中藥併用的有效性，而且完全沒有副作用。

表 2-8　簡易更年期指數（SMI）自行檢查表

填表日期　　年　月　日　姓名

簡易更年期指數（SMI）

依症狀程度畫圈，然後填入點數。根據合計點數來檢查結果。如果有哪個症狀很強烈，就在「強」的格子裡畫圈。以此類推。

症狀	強	中	弱	無	點數
①熱潮紅	10	6	3	0	
②容易流汗	10	6	3	0	
③腰和手腳容易冰冷	14	9	5	0	
④呼吸困難、心悸	12	8	4	0	
⑤不容易熟睡或睡眠較淺	14	9	5	0	
⑥容易生氣、焦躁	12	8	4	0	
⑦心情憂鬱	7	5	3	0	
⑧經常出現頭痛、頭暈、噁心等現象	7	5	3	0	
⑨容易疲倦	7	4	2	0	
⑩肩膀酸痛、腰痛、手腳疼痛	7	5	3	0	
	合計點數				

更年期指數自行記點評價法

0～25 點—輕鬆度過更年期，請保持既有的生活方式。

26～50 點—必須注意運動和飲食，生活方式不要過於勉強。

51～65 點—應接受醫師檢查接受生活指導，尋求心理醫師諮商及藥物療法等。

66～80 點—需要長期（半年以上）的醫療計畫。

81～100 點—必須接受各科的精密檢查，如果只是更年期障礙，必須請專科醫師訂立長期對應計畫。

表 2-9

記入日 平成12年11月20日 氏名[redacted] 氏名[redacted]

平成12年12月23日

簡易更年期指數（SMI）

依症狀程度畫圈，然後填入點數。基於合計點來檢查。無論哪一種，如果有一個症狀很強，就在「強」的格子裡畫圈。

	〔治療前〕					〔治療開始〕				
症狀	強	中	弱	無	點數	強	中	弱	無	點數
①熱潮紅	10	6	3	0	10	10	6	3	0	10
②容易流汗	10	6	3	0	6	10	6	3	0	6
③腰和手腳容易冰冷	14	9	5	0	14	14	9	5	0	9
④呼吸困難、心悸	12	8	4	0	12	12	8	4	0	8
⑤不容易熟睡或睡眠較淺	14	9	5	0	14	14	9	5	0	9
⑥容易生氣、焦躁	12	8	4	0	12	12	8	4	0	4
⑦心情憂鬱	7	5	3	0	7	7	5	3	0	5
⑧經常出現頭痛、頭暈、噁心等現象	7	5	3	0	7	7	5	3	0	3
⑨容易疲倦	7	4	2	0	7	7	4	2	0	4
⑩肩膀酸痛、腰痛、手腳疼痛	7	5	3	0	7	7	5	3	0	7
	合計點數				96	合計點數				65

更年期指數自行記點評價法

0～25 點…高明的度過更年期。應該持續以往的生活態度。

26～50 點…必須注意運動和飲食，生活方式不要過於勉強。

51～65 點…應該接受醫生的檢查，接受生活指導，尋求心理醫生諮商與藥物療法等。

66～80 點…需要長期（半年以上）的治療一計畫。

81～100 點…必須接受各科的精密檢查，如果只是更年期障礙，必須請專科醫生訂立長期計畫對應。

表 2-10

記入日 平成12年1月13日 氏名 [redacted] 氏名 [redacted]

平成12年12月29日

簡易更年期指數

配合症狀程度畫圈，然後填入點數。基於合計點來檢查。無論哪一種，如果有一個症狀很強，就在「強」的格子裡畫圈。

症狀	〔治療前〕強	中	弱	無	點數	〔治療開始〕強	中	弱	無	點數
①熱潮紅	10	6	3	0	10	10	6	3	0	10
②容易流汗	10	6	3	0	10	10	6	3	0	6
③腰和手腳容易冰冷	14	9	5	0	14	14	9	5	0	9
④呼吸困難、心悸	12	8	4	0	12	12	8	4	0	8
⑤不容易熟睡或睡眠較淺	14	9	5	0		14	9	5	0	9
⑥容易生氣、焦躁	12	8	4	0		12	8	4	0	4
⑦心情憂鬱	7	5	3	0	7	7	5	3	0	5
⑧經常出現頭痛、頭暈、噁心等現象	7	5	3	0		7	5	3	0	3
⑨容易疲倦	7	4	2	0	7	7	4	2	0	4
⑩肩膀酸痛、腰痛、手腳疼痛	7	5	3	0	7	7	5	3	0	7
合計點數					67					53

更年期指數自行記點評價法

0～25 點…高明的度過更年期。應該持續以往的生活態度。

26～50 點…必須注意運動和飲食，生活方式不要過於勉強。

51～65 點…應該接受醫生的檢查，接受生活指導，尋求心理醫生諮商與藥物療法等。

66～80 點…需要長期（半年以上）的治療計畫。

81～100 點…必須接受各科的精密檢查，如果只是更年期障礙，必須請專科醫生訂立長期計畫對應。

更年期出現的各種疾病

由於卵巢功能減退，長期缺乏女性荷爾蒙雌激素，會引起骨質疏鬆症、動脈硬化症、萎縮性陰道炎等疾病（參照表２－11）。

因雌激素不足而引起的障礙，大致可分為更年期內出現的自律神經失調而造成的「更年期障礙的急性症狀」，以及病程需要花費較長時間的骨質疏鬆症、動脈硬化症、萎縮性陰道炎等「更年期障礙的晚發作狀」（又稱為「老年期障礙」）。更年期的晚發作狀難以治癒，且大多會變成慢性疾病，因此必須多加注意。

雌激素不只與生殖功能有關，同時也具有能夠防止骨骼中的鈣流失、降低膽固醇值、促進陰道上皮細胞的增殖等各種作用。亦即當雌激素減少時，功能減退，就會引起晚發作狀。

✿骨質疏鬆症

近年來，骨質疏鬆症被視為是更年期女性較常出現的疾病，因此備受注目。

表 2-11　容易產生的主要疾病（女性）

年齡		主要疾病、非特異性主訴
45 50	更年期	更年期障礙（手腳冰冷症・熱潮紅・頭痛 更年期角化症・肌膚問題 心悸・頭暈・耳鳴・ 腹瀉・便祕・排尿障礙 失眠症・焦躁・健忘） 乳癌・子宮癌・動脈硬化
60 70	老年期	心臟病・糖尿病・高血脂症 肝病・五十肩・骨質疏鬆症 神經症・身心症・假面憂鬱症 甲狀腺機能減退症・骨折 皮脂缺乏性濕疹・膠原症 痴呆症

骨質疏鬆症是骨骼的鈣成分流失、骨密度（骨量）減少、骨脆弱、脊椎骨彎曲、容易骨折等的疾病。骨質疏鬆症患者容易骨折的部分，就是大腿根部的股骨頸部，高齡者可能會因為這個原因而臥病在床，有時還會變成失智症。

維持骨量是雌激素的重要作用之一。由於停經後雌激素大量減少，因而引起骨質疏鬆症。

✿動脈硬化症

動脈硬化症是血管壁變硬、血管狹窄的疾病，由於血液中的壞膽固醇（LDL膽固醇＝將膽固醇送到細胞或組織的脂蛋白）過剩而發作。動脈硬化出現在心臟血管時，會造成狹心症或心肌梗塞，出現在腦血管就會引起腦梗塞。此外，動脈硬化也會使血管狹窄，容易引起高血壓。

雌激素能夠降低血液中的壞膽固醇，增加好膽固醇（HDL膽固醇＝將細胞或組織中過剩的膽固醇回收的脂蛋白），雌激素也具有增加血管彈性的作用。

由於更年期時雌激素銳減，使這些功能受到抑制，因此容易引起動脈硬化。根據報告顯示，停經後的女性，罹患動脈硬化症者變多。

✿萎縮性陰道炎

雌激素會使子宮頸部的黏液分泌旺盛，在排卵期時讓精子容易進入子宮內，但雌激素減少，會使陰道黏膜的上皮細胞減少，會使陰道黏膜變薄，無法抵擋外界細菌的刺激，因而引起發炎情形，有時會伴隨出現出血或惡臭的白帶。這就是萎縮性陰道炎，是停經後女性容易出現的退化期疾病。

由於停經後缺乏雌激素，也會成為陰道乾燥或性交疼痛的原因。

胎盤素能夠預防改善骨質疏鬆症、動脈硬化症、萎縮性陰道炎

由於雌激素不足，會引起骨質疏鬆症或動脈硬化症、萎縮性陰道炎等，因此可以促進雌激素的分泌來預防或改善這些疾病。

這時可以使用胎盤素。胎盤素的「調節內分泌作用」能夠發揮有效的作用。調節內分泌作用，是調節荷爾蒙平衡的作用，當荷爾蒙分泌過剩時會加以抑制，分泌不足時則會促進其分泌。

由於停經後雌激素銳減，投與胎盤素就能夠促進荷爾蒙分泌，緩和雌激素減少的速度，因而減緩對身體的影響。因此，胎盤素對於更年期障礙能夠產生廣泛的效用。

此外，胎盤素的「去除自由基作用」以及「促進創傷修復作用」等，對於動脈硬化症也能夠發揮作用。

以下簡單敘述動脈硬化的發生過程。

1. 進入血管壁內膜的壞膽固醇被自由基氧化。

↓

2. 負責免疫的巨噬細胞會將氧化的壞膽固醇視為異物，將其吞食到細胞內，因此巨噬細胞會不斷膨脹，形成肥大細胞。

↓

3. 由於肥大細胞不斷的增加，最後血管壁的內膜破裂，膽固醇與肥大細胞的屍體堆積造成粥狀硬化，結果血管失去彈性、變硬，引起動脈硬化。

如此可見，動脈硬化是由壞膽固醇與自由基這兩個「共犯」造成的。

有些健康書籍或雜誌經常出現「自由基」這個名稱。自由基可以說是一個壞蛋，是造成動脈硬化症等九〇%的現代疾病的元兇。在此要探討一下自由基的真相。

人體是由六十兆個細胞所構成，人體細胞會和氧氣、葡萄糖、脂肪等產生反應，製造出能量，此時，二至三%的氧氣會形成不穩定的分子構造，變成自由基。

氧氣形成不穩定的分子構造是一種自然現象，這也是自由基很難處理的原因。物理教科書說：「所有的物質都是由分子構成，氧氣也一樣，而分子是由原子構成。通常在原子核的周圍都會有二個成對的電子圍繞。在這種狀態下，分子的狀態會很穩定。但是當受到某種刺激而使電子變成一個時，就會形成不穩定狀態。由於分子會希望電子成對而得到穩定，因此會奪走其他分子的電子，是屬於反應性很高的分子。」氧氣在能量的產生過程中，有一部分因為某些理由而使電子剩下一個，形成不成對電子而變成「自由基」。自由基為了求穩定，因此會對體內的其他物質產生偏激的行動，而這個偏激的行動也就意指氧化。

原本自由基不是壞蛋，反而對於入侵人體的病原菌或有害物質具有解毒作用。但當自由基過度產生時，多餘的自由基會因強力的氧化力破壞周圍的細胞或組織，成為可怕的存在。

鐵釘暴露在空氣中會生鏽，去皮的蘋果若放置不管，會慢慢變成褐色，這就是被空氣中的氧氣氧化造成的。在體內，自由基所造成的氧化，會引起細胞或組織的病變。

人體的構造非常精巧，體內的清道夫會去除一些多餘的自由基。這些清道夫就是抗氧化酵素，包括SOD（超氧化歧化酶）以及過氧化氫酶等。過了四十歲之後，人體這些酵素的量逐漸減少。從中高年齡開始增加的各種疾病，起因就是由於這些抗氧化酵素減少所致。

回到主題，引起動脈硬化的犯人是「壞膽固醇」與「自由基」。藉著胎盤素的「調節內分泌作用」，能夠促進雌激素分泌，抑制血液中的壞膽固醇增加，同時藉著「消除自由基作用」去除自由基，因而去除造成動脈硬化的二大原因。

動脈硬化起因是由壞膽固醇進入衰弱的血管壁，因此，胎盤素所具有的修復衰弱或遭破壞組織的「促進創傷修復作用」，也可以預防動脈硬化。

我的診所對於更年期障礙和高血脂症（血液中壞膽固醇等脂質增加的疾病）同時出現的患者，一週給予一次胎盤素或是一週注射二次，一、二個月之後，總膽固醇值、好膽固醇值、三酸甘油脂值的數值演變如「表2－12」所示。可以看出總膽固醇值下降，好膽固醇值不降反升。在短時間內能夠達到這種改善現象，證明了胎盤素的效力。

胎盤中含有各種成長因子，其中「上皮細胞增殖因子」具有促進陰道黏膜的上皮

表 2-12　胎盤素對更年期障礙和高血脂症的影響

1 週 2 次

		第 1 個月	第 2 個月
A S27 (49 歲)	T-CHO	255	239
	HDL-Cho	55	46
	三酸甘油脂	216	267

		第 1 個月	第 2 個月
B S20 (56 歲)	T-CHO	262	250
	HDL-Cho	62	71
	三酸甘油脂	181	128

		第 1 個月	第 2 個月
C S17 (59 歲)	T-CHO	254	221
	HDL-Cho	83	73
	三酸甘油脂	136	315

		第 1 個月	第 2 個月
D S20 (56 歲)	T-CHO	290	265
	HDL-Cho	45	58
	三酸甘油脂	718	228

		第 1 個月	第 2 個月
E S18 (60 歲)	T-CHO	256	251
	HDL-Cho	78	72
	三酸甘油脂	76	119

T-CHO　=總膽固醇
HDL-Cho=好膽固醇

1 週 1 次

		第 1 個月	第 2 個月
F S19 (59 歲)	T-CHO	303	268
	HDL-Cho	54	49
	三酸甘油脂	290	180

		第 1 個月	第 2 個月
G S29 (47 歲)	T-CHO	234	214
	HDL-Cho	81	78
	三酸甘油脂	314	86

		第 1 個月	第 2 個月
H S27 (49 歲)	T-CHO	256	209
	HDL-Cho	103	87
	三酸甘油脂	118	95

		第 1 個月	第 2 個月
I S23 (53 歲)	T-CHO	290	243
	HDL-Cho	95	102
	三酸甘油脂	55	91

		第 1 個月	第 2 個月
J S14 (62 歲)	T-CHO	234	213
	HDL-Cho	67	68
	三酸甘油脂	144	110

		第 1 個月	第 2 個月
K S23 (53 歲)	T-CHO	290	243
	HDL-Cho	95	102
	三酸甘油脂	55	91

細胞增殖、恢復青春的作用，能夠有效改善萎縮性陰道炎和性交疼痛。

胎盤素能夠預防及改善乳癌、子宮內膜癌

女性到更年期會出現的癌症，包括子宮內膜癌和乳癌等。

子宮癌包括子宮頸癌和子宮內膜癌。子宮頸癌是在子宮入口的頸部發生癌症，是三十至四十歲年齡層較常見的癌症。而子宮內膜癌則是在子宮深處形成癌症，是停經後的五十至六十歲年齡層最容易出現的癌症。以往子宮頸癌較常見，但是近來子宮內膜癌增加。子宮頸癌約佔七〇％，子宮內膜癌約佔三〇％。

五十至六十歲、高齡產婦、無生產經驗、肥胖、吸煙者較容易罹患子宮內膜癌。

子宮內膜癌以五十至六十歲年齡層較常見，這是由於女性荷爾蒙平衡產生變化所造成的。由於停經後二至三年內卵巢功能衰退，不會排卵，因此沒有黃體素。雌激素的分泌雖然減少，但是由於能夠抑制雌激素作用的黃體素無法發揮作用，使雌激素不受任何控制，在這種影響下，就容易產生子宮內膜癌。

此外，容易罹患乳癌的人為超過四十歲、有乳癌家族病史、高齡產婦、無生產經驗、肥胖、吸煙等，與容易罹患子宮內膜癌者有重複點。

目前乳癌的原因不得而知，但是雌激素的影響很明顯。

肥胖者容易罹患子宮內膜癌或乳癌的原因，就是肥胖與雌激素有密切關係。

過了四十歲之後女性會有中年肥胖的問題，這是因為基礎代謝率減退、長期飲食過度或運動不足所造成。但由於皮下脂肪會利用男性荷爾蒙雄激素製造出雌激素，而此雌激素與子宮內膜癌和乳癌有密切關係，因此肥胖也是可能罹癌的風險之一。

此外，高齡產婦與無生產經驗者容易罹患乳癌，可能是因為長期暴露在雌激素下。由於懷孕時，女性荷爾蒙停止分泌，就能夠遠離這種危險。因此，懷孕次數越多的人，發生癌症的危險度越低。

抽煙是所有癌症的危險因子，是導致自由基大量產生的要因之一，可以說是「有百害而無一利」。自由基會與癌基因反應，造成基因損傷，最後會使整個細胞氧化，促進癌化。

胎盤素對於子宮內膜癌或乳癌具有非常好的預防效果。胎盤素藉著「調節內分泌作用」、「抗突變作用」、「抗腫瘤作用」、「修復基因作用」、「去除自由基作用」等，發揮多重作用，對癌症發揮效力。胎盤素中所含的各種成長因子，能夠促進健康細胞和組織增殖，因此能夠成為對抗癌症的重要力量。

在更年期時，由於女性荷爾蒙銳減，若能事先知道身體或精神會產生何種變化，則也許對於更年期可能會出現的疾病，可以事先採取適合個人的對應方法。這時可以選擇將中藥和胎盤素當成有力的助手。

「更年期」的英文語源來自希臘文，意思是「樓梯的一階」。若把更年期當成樓梯的「一階」，就不用害怕，好好的接受它，以朝向更充實的「下一階」前進。

第 3 章

【健康篇之二】

改善前更年期障礙，效果驚人

生理不順、手腳冰冷、肩膀痠痛、失眠、便秘、貧血

何謂前更年期障礙？

我每天都要接觸許多患者。最近發現二、三十歲年齡層的女性，她們距離停經還有很長一段時間，卻也出現了類更年期障礙的現象，這樣的症例增加了很多。其症狀包括生理不順或生理痛、便秘、頭痛、失眠、肩膀痠痛、頭暈、貧血等，為「身體狀況不好」而煩惱的女性逐年增加。

如果能夠就醫還好，但是有些人卻獨自忍受痛苦。由於生理不順或手腳冰冷等非特異性主訴不會直接危及生命，因此即使痛苦，也不會意識到這是一種疾病而去就醫。像這樣的女性不計其數，可以說是一種社會現象也不為過。

這類的失調只是「類更年期障礙」，和停經前後的四十至五十歲女性由於女性荷爾蒙減少，導致自律神經失調而引起非特異性主訴的情況完全不同。二十至三十歲的年輕女性的問題通常與「伴隨停經的荷爾蒙變化」無關。那麼到底是何種原因導致出現「類更年期障礙」的症狀呢？

雖然真正的原因不明，但我認為應該有以下幾種原因。首先就是壓力，其次是減肥等飲食生活方式偏差，以及日夜顛倒，造成體內的生理時鐘混亂。

胎盤素對於更年期障礙出現的身體狀況失調，即「前更年期障礙」非常有效。透過治療成果的回報，我強烈地感受到這一點。以美容為目的而注射胎盤素的二十至三十歲年輕女性患者，結果意外改善了生理不順、肩膀痠痛與便秘的煩惱。我經常看到由於胎盤素治療而出現意外成果而感到喜悅的例子，因此我認為「胎盤素幾乎沒有副作用，甚至有很多『福』作用」，在在表現出胎盤素的優點。

胎盤素注射藥「MELSMON」的製造者—稗田憲太郎博士的公子，稗田公一，在擔任MELSMON的社長時，曾有以下的例證。

「三十年前，當時負責公司事務的單身女性職員的母親打電話來說：『我的女兒以前每個月都會因為生理痛而痛苦不堪，但是最近都不痛了。不知道是不是懷孕了，我非常擔心。到底是怎麼一回事啊？』事實上，這位女性職員因為工作的關係而知道了LAENNEC的好處，於是注射了這種藥劑，結果生理痛消失了，這才是事實的真相。」

關於引起前更年期障礙的原因和構造，以及胎盤素的有效性，請看以下的敘述。

前更年期障礙與壓力的關係

身心具有非常密切的關係，關於這一點，由沃爾夫醫師提出的著名臨床報告，觀察胃黏膜的情況就可以說明。

某位少年由於喝熱湯不小心而燙傷了食道，無法由嘴巴進食，只好在腹部開洞，將切碎的食物送入胃中。每次將食物送入胃中時，沃爾夫醫師都觀察胃的情況。他發現少年心情好時，胃黏膜是粉紅色的，而情緒低落時，血液循環不良，胃黏膜變成藍色的。生氣時血液跑到黏膜，而變成紅色的。也就是說，人的心理狀態會影響血液循環，這一點可以從胃黏膜的顏色觀察出來。由於這些實際觀察，可以證明身心是一體的。

那麼，心理狀態是以什麼樣的構造對血液循環造成影響呢？

心理狀態是指掌握喜怒哀樂等情緒起伏的大腦邊緣系統（參照圖3－1），這些刺激會傳達到下視丘。下視丘的荷爾蒙中樞和自律神經中樞共存，會對大腦邊緣系統傳來的刺激產生反應。此外，自律神經有交感神經與副交感神經，所有的人體器官中

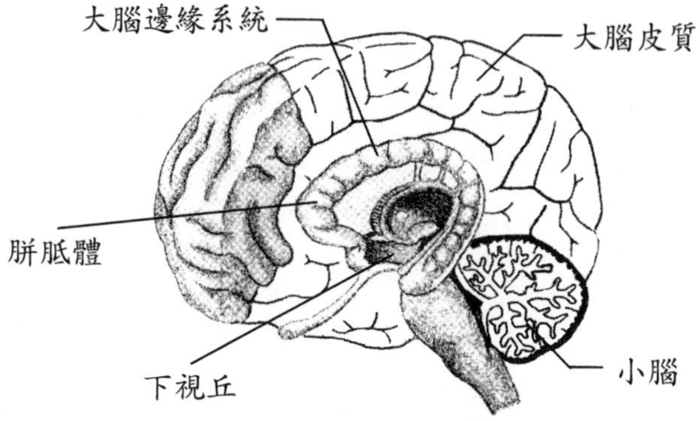

圖 3-1　大腦

都有這兩種神經。這兩種神經會產生相反的作用。交感神經發揮「活化、興奮」的作用，而副交感神經則是負責「休息、抑制」的作用，兩者巧妙的維持平衡而控制身體的狀態。

前述的少年生氣時，大腦邊緣系統接收到刺激，會使交感神經興奮、心跳加快、血管收縮、消化黏液分泌減少，缺乏抗酸性黏液保護胃壁因而流血。

通常氣憤的情緒過一陣子就會穩定下來，這時副交感神經發揮作用，使血管擴張恢復正常，血液循環順暢，胃黏膜也變成原來的粉紅色。

此外，如果第二天要檢查身體，往往有人擔心結果而睡不好，這也是因為交感神經興奮，而無法成眠。

交感神經興奮會造成嚴重的問題。壓力持續出現時，會有憤怒、恐懼、不安、擔心、憂鬱等不良的刺激，交感神經持續興奮的結果，會導致交感神經與副交感神經的平衡失調，引起自律神經失調症狀。

自律神經失調症，會引起手腳冰冷、失眠、頭暈、肩膀痠痛、頭痛、浮腫、便秘、腹瀉、憂鬱、貧血、手腳發麻等症狀，這些症狀大多和前述的前更年期障礙的症狀重疊。壓力是造成前更年期障礙的原因，其引發疾病的流程是「壓力的持續→自律神經混亂→自律神經失調症狀＝前更年期障礙」。

抑制情緒和慾望會擾亂自律神經

抑制情緒和慾望，也是導致交感神經與副交感神經平衡失調的原因之一。

先前敘述過，大腦邊緣系統除了掌控喜怒哀樂等情緒的起伏，也掌管食慾、性慾、睡眠等本能，而大腦皮質則負責思考判斷等理性精神活動。下視丘則受到大腦邊緣系統和大腦皮質兩者的影響。

當大腦邊緣系統發出「憤怒」的刺激，而大腦皮質卻認為「不應該生氣」，當做出這種判斷時，下視丘會因為不知道是否該讓交感神經興奮而產生混亂，這時就會導致自律神經平衡失調。又如大腦邊緣系統傳達了「想吃東西」的慾望，而大腦皮質則傳達出「不可以吃東西」的思考，這時同樣也會引起下視丘的混亂，導致自律神經平衡失調。

經常抑制情緒或慾望，就會引起自律神經失調症狀。

因此，若因工作忙碌而抑制飲食或上廁所等慾望，導致即使肚子餓也不想吃東西的食慾不振現象，或由於沒有便意而引起便秘，或是太過於在意別人的想法，而去壓抑喜怒哀樂等情緒，這時大腦邊緣系統就會不知該表達何種情緒，連帶的也會造成精神的鬱悶。

事實上，我發現許多有前更年期障礙的年輕女性都有習慣性抑制情緒和慾望的現象。

不要勉強壓抑自然的慾望，並且要適度的表達喜怒哀樂等情緒，這樣才能夠避免自律神經失調，維持健康的身體。

無法承受壓力的人變多了

要了解「壓力」，非常困難，這是因為壓力的感受因人而異。對於同樣的場面、狀況，有人會感到壓力，有人卻不會感到壓力，其原因在於個人的體質、個性以及抗壓性的不同。最麻煩的就是，同一個人會由於不同的身體狀況與對象的不同，接受壓力的方式也不同。

一般而言，抗壓性較弱的人大多是以下的類型：

- 天生自律神經調節功能較弱的人
- 肉體上抵抗力較弱的人
- 具有強烈依賴他人傾向的人
- 人際關係不良的人
- 無法順暢表現情感的人
- 無法拒絕他人的人
- 非常在意他人眼光的人

・認真、完美主義者
・神經質、有潔癖的人
・頑固、沒有融通空間的人
・成見太深的人
・無法抗拒頭銜和權威的人
・容易緊張的人
・不懂得如何轉換情緒的人

現在的年輕人可說是無法抵擋壓力的一代。

孩提時代在過度保護的環境下成長，很難進行心理的自律，有強烈依賴他人的傾向、人際關係不好、無法順利表達情感，而且無法抗拒頭銜和權威的人，就會出現自律神經失調的情況。再加上家中兄弟姊妹少，缺乏人際互動，平時忙著讀書或學才藝，不懂得和兄弟姊妹、朋友之間互相爭執、重修舊好、互助合作等經驗，因此長大成人之後成為無法抵擋壓力的人。

現代社會是壓力的社會，複雜的人際關係、過於複雜的時間表、嚴格的規定、讓人興趣缺缺的工作內容、過多的資訊、戀愛或婚姻問題、親子間的爭執、工作與家庭的兼顧、對丈夫或孩子的不滿、婆媳間的爭執、對未來的不安等，壓力的成因不勝枚舉。

由於二十至三十歲的女性同時要承受這些壓力因素，幾乎快被壓力給擊垮，但仍要努力生存，這就是目前的實情。但在不知不覺中，因為承受了過多的壓力，導致交感神經與副交感神經平衡失調，最後引起自律神經失調症狀。

胎盤素能夠發揮調節交感神經與副交感神經平衡的效果，對於自律神經失調的各種症狀，胎盤素都能夠有效。

前更年期障礙與減肥的關係

前更年期障礙的原因，除了壓力之外，還包括減肥在內的飲食生活不正常的情形。

基本上，我們藉著飲食維持生命活動，因此均衡攝取各種營養素是維持健康的必須條件。要維持腦或神經的健康，就必須要攝取蛋白質、脂肪與醣類等三大營養素，同時還要注意維他命與礦物質等的攝取。

✿能保持腦、神經健康的營養素

●蛋白質

蛋白質是製造身體的器官、肌肉、神經、血液、皮膚等的原料，同時也能夠當成細胞的能量來源。此外，蛋白質能使腦和神經功能順暢，協調荷爾蒙分泌。蛋白質同時也是荷爾蒙的原料。

●脂肪

脂肪是細胞膜和血液、荷爾蒙等的建造原料，同時也是重要的能量來源。能夠促進維他命A、D、E等脂溶性維他命吸收順暢。

●醣類

醣類是具有速效性的能量來源，是腦和神經系統唯一的能量來源，缺乏時，頭腦運作會變得遲鈍。

●維他命

維他命能使三大營養素的功能順暢，使腦和神經功能維持正常，創造能抵擋壓力的身體。

- ・維他命A＝使神經功能活化，提高對付壓力的抵抗力
- ・維他命B_1＝使腦或神經功能正常、活化
- ・維他命B_6＝保持神經功能正常
- ・維他命B_{12}＝保持神經功能正常
- ・維他命C＝提高抗壓力，防止腦細胞老化
- ・維他命D＝幫助鈣的產生，以發揮神經系統作用

・維他命E＝穩定自律神經，調整荷爾蒙平衡，防止腦細胞老化

●礦物質

礦物質是維持及調節身體機能的必需營養素。

・構成荷爾蒙的成分＝鎂、鐵、銅、碘、鋅、錳、鈷等

・維持神經功能＝鈣、鈉、鉀等

這些營養素互相影響，發揮力量，缺一不可，因此，日本厚生勞動省倡導「一日以攝取三十種食物為目標」。

營養失調時，不只是身體，對於腦和神經的作用、荷爾蒙的分泌等都會造成不良影響。依賴外食或加工食品的飲食，這種生活型態會導致飲食缺乏維他命和礦物質，因而減弱抗壓力，導致自律神經平衡失調。

年輕女性都追求苗條的身材，沒事就努力減肥，但是抑制熱量的攝取，會導致營養不均衡，極端時甚至會引起營養失調。

二十至三十歲的女性經常外食或食用加工食品，且由於減肥過度，導致飲食生活

混亂，再加上自律神經和荷爾蒙失去平衡，結果引起自律神經失調症、生理不順、無月經等現象。

減肥可能造成月經不順或無月經

錯誤的減肥方式，會成為一大壓力而擾亂下視丘功能，使荷爾蒙的分泌受到影響。結果使原本規則的月經週期開始混亂，造成月經不順，最後還可能造成無月經。

若無月經持續，則子宮與卵巢無法發揮作用，就會萎縮，形成類似老年期的狀態。原本實際年齡只有二、三十歲的年輕女性，但是其子宮與卵巢卻像是六、七十歲的女性一樣，這是非常悲慘的事。

此外，減肥瘦下來後，由於缺乏脂肪，連帶使得雌激素的分泌也減少。雌激素的減少也是月經不順或無月經的原因。另外，由於雌激素具有防止鈣流失以及抑制膽固醇增加等作用，也會受到影響，甚至造成骨質疏鬆症或高血脂症。

這些由於飲食生活混亂而引起的症狀，必須藉著營養均衡的飲食以及停止錯誤的減肥來改善。由於胎盤素具有使自律神經和荷爾蒙平衡恢復正常的作用，亦即能夠有效的發揮改善自律神經失調症及其他疾病的作用。此外，胎盤素本身也含有蛋白質和胺基酸（蛋白質的原料）、脂質、醣類、各種維他命和礦物質等，是營養均衡的物質，因此更能夠提升效力。

前更年期障礙與生理時鐘的混亂

晚上不睡覺，白天精神不振，這種日夜顛倒的生活造成體內生理時鐘混亂，使得自律神經平衡失調而導致身體狀況失調。

大約在五〇〇萬年前，人類是日出而作，日落而息，這個自然的規律輸入了我們的體內，在我們的體內有一個生理時鐘，並且與自律神經的功能互相對應。人體白天是由掌管「活化、興奮」的交感神經發揮主要作用，而夜間則是由負責「休息、抑制」的副交感神經發揮作用。

年輕人經常熬夜、不遵循自然的規律，使得交感神經與副交感神經平衡失調，最後就容易引起自律神經失調症狀。

由於這種情況而引起自律神經失調症狀的人，一定要重新調節體內的生理時鐘，養成早睡早起的生活習慣。胎盤素具有調節自律神經作用和調節內分泌作用、消除疲勞作用等，可發揮改善混亂的效果，因此不妨善加利用。

前更年期障礙的各種症狀

自律神經失調症在年輕女性族群中逐漸增加，到底是為什麼呢？雖然確切原因不明，不過可以推測出的原因包括「壓力」、「減肥、營養不均衡」、「體內生理時鐘混亂」等。理由如前所述。一旦這些因素相繼出現，則發作的可能性就會提高。

為了檢證，以下就來探討二十至三十歲年齡層女性較常出現的手腳冰冷症、肩膀痠痛、失眠、頭痛、便秘、貧血等前更年期障礙症狀。

✿手腳冰冷症

手腳、背部、腰部異常冰冷的症狀。手腳和腰部原本就是血液容易停滯的部分，由於自律神經失調和荷爾蒙混亂，血管的收縮與擴張的控制不順，導致末梢血管的血液循環受阻，而引起手腳冰冷症。

這是年輕女性容易出現的症狀。因為工作或人際關係等壓力，或因減肥而造成營養偏差等，使得交感神經受到強烈的刺激，導致血管收縮、血液循環惡化，更容易引起手腳冰冷症。

要減輕這種症狀，可以藉著按摩、泡澡、適度的運動、穿保暖的內衣褲等，促進血液循環來加以改善。此外，為了去除引起症狀的原因，一定要先消除壓力來源，並採取營養均衡的飲食。

胎盤素具有促進血液循環作用、提升基礎代謝作用、調節自律神經作用，以及調節內分泌作用等，可以促進此症狀的改善。

✿肩膀痠痛、頸部痠痛

痠痛，就是肌肉的瘀血。瘀血是血流停滯所造成的，而其原因就在於血流不通。

由於長時間使用電腦或是玩遊戲機等，導致肌肉緊張，以及太過煩惱或擔心等精神壓力，會使交感神經興奮，導致深入肌肉內的末梢血管收縮而造成瘀血。如果發生在肩膀的肌肉，就會引起肩膀痠痛，發生在頸部周圍的肌肉，就會引起頸部痠痛。

肩膀或頸部痠痛最麻煩的就是，這個部分的痠痛會使得流入腦的血液量減少，引起頭重、頭痛、站立性眩暈等症狀。此外，由於交感神經變得更為興奮，更會加重頸部和肩膀的痠痛。

要去除痠痛，一定要消除造成痠痛的壓力，同時藉著泡澡或按摩、適度的運動來刺激血液循環。但不管是泡澡或運動，都不要讓交感神經太過興奮，因此要避免泡澡水過熱和過度激烈的運動。

胎盤素的調節自律神經作用、促進血液循環作用、消除疲勞作用等，對於痠痛都能夠發揮效果。

✿ 失眠

自律神經對「睡眠」的作用是，交感神經與大腦的覺醒中樞相連，而副交感神經則與睡眠中樞相連。因此，若晚上因為擔心或不安、生氣等，很晚都還沒睡覺，或是夜遊、半夜看電視，使交感神經一直處在亢奮狀態，就會使睡意全消。精神壓力或生理時鐘混亂，也會成為失眠的原因。

提到看電視，相信很多人都有一邊打盹一邊看電視的經驗，這是因為明亮的畫面會使瞳孔縮小，副交感神經較容易發揮作用的緣故。上床看書也是同樣的道理，但如果書的內容很有趣，反而使交感神經興奮時，就會造成反效果。此外，最好睡前花一些時間泡個溫水澡，或是早上以熱水快速淋浴，如此一來，就可以在睡前使副交感神經發揮作用，而早上則使交感神經容易發揮作用。

對於精神壓力，則要做心情上的調適，先睡個好眠，問題暫時拋諸腦後，醒來再說。亦即要下意識的將交感神經佔優勢轉換為副交感神經佔優勢。

在就寢前，如果副交感神經佔優勢，就能夠順利入眠。

若白天交感神經能夠興奮，就能夠提高活動的程度，到了夜晚，活動程度自然會降低，副交感神經作用提高，使生物體的規律得到調節，自然就能夠安眠。由於白天活動而體溫上升，睡前活動下降，體溫就會跟著下降，因此容易入睡。

只要加上這些工夫，再利用胎盤素的調節自律神經作用及調節內分泌作用，就能夠有效的改善失眠。

事實上，許多失眠症患者在使用過胎盤素之後說：「睡眠變得深沉，以往只要有細微動靜就會清醒，但是在注射第一劑胎盤素之後就能夠熟睡了。」、「早上醒來時覺得很舒服。」只有在交感神經與副交感神經保持平衡時，才會出現這種良好現象。

✿頭痛

頭的單側或兩側疼痛的偏頭痛，是因為精神壓力導致交感神經受到強烈刺激，使得顱內的血管收縮所造成的。如果是從枕部到後脖疼痛，伴隨肩膀痠痛，以及肌肉緊張性頭痛，同樣也是因為精神壓力而導致交感神經受到強烈的刺激所造成的。這時，從枕部到後脖的血管收縮、血液循環不良，就會引起頭痛。

對此，胎盤素的鎮痛作用、調節自律神經作用、促進血液循環作用等，都能夠有效的發揮作用。

✿頭暈

突然站起來時，由於腦部缺血而出現頭暈或站立性眩暈、頭痛等現象，這種疾病稱為起立失調症候群或站立性低血壓。通常在站立或坐著時，藉著自律神經的調節作用，不會引起腦的血流障礙。但是因為壓力而導致自律神經平衡失調、機能減退時，使原來應該送達腦的血液量減少，就會出現頭暈或站立性眩暈、頭痛等情形。

這時，胎盤素的調節自律神經作用、促進血液循環作用就能夠發揮效果。

✿便秘、腹瀉

女性罹患便秘較常見的原因之一，就是精神壓力導致自律神經平衡失調。由於交感神經受到強烈的刺激，使腸的活動受到抑制、排泄不順暢，而引起便秘。相反的，如果是副交感神經受到強烈刺激，腸管會運動旺盛，糞便在水分尚未充分被吸收時就排出，而造成腹瀉。

此外，因為壓力或過度疲勞使腸出現過敏反應而引起的疾病，稱為過敏性腸症候群。症狀為便秘型、腹瀉型或兩者交互出現的交替型。

這種疾病並不是因為自律神經障礙所引起的，而是因為壓力或過度疲勞，使腸過度激烈反應而造成的。因此，其治療法並不是要促進腸道蠕動，而是必須使用緩和腸道緊張的藥物。對於成為壓力原因的緊張或不安，一定要加以去除，避免過於神經質才是上策。

感覺到便意，卻下意識的加以忍耐，這種情況反覆發生，最後即使直腸有糞便積存，也無法感覺到便意，結果變成慢性便秘。這是女性最常形成便秘的原因，要特別注意。

還有一個容易被遺忘的，那就是要有好的排便，就一定要從嘴巴吃進好的食物。由這個方面來看，可以知道節食會造成排便問題。還有食物纖維的攝取狀況，一定要注意營養均衡的飲食。

胎盤素的調節自律神經作用以及整體的調節功能，都能夠充分緩和引起過敏性腸道症候群所引發的腸道緊張現象。

✿貧血

貧血有各種不同的形態，女性貧血有九十五%都是缺鐵性貧血。紅血球中的血紅蛋白，是由含有鐵質的蛋白質所組成，具有將氧氣送達每個細胞的作用。因此，缺乏鐵質，就無法順利製造出血紅蛋白，紅血球中的血紅蛋白減少，結果器官和組織缺氧氣，造成功能減退、身體倦怠，就會出現呼吸困難或心悸等現象。

要改善貧血，就不可以勉強減肥或偏食，注意避免缺鐵。

胎盤素本身並沒有鐵質，但是卻具有改善貧血作用以及造血作用，因此對於貧血能夠發揮改善的作用。

✿胃潰瘍

由於壓力而引發的疾病中，最廣為周知的就是胃潰瘍。潰瘍是指黏膜等胃組織受損的狀況。

胃潰瘍有急性胃潰瘍和慢性胃潰瘍兩種。急性胃潰瘍是胃黏膜糜爛，是屬於淺層潰瘍，而慢性胃潰瘍則是受損部位到達深處的潰瘍。

我們遇到挫折等壓力，會使交感神經興奮，黏膜下方的血管收縮，造成胃的血液循環不良。這時胃液的分泌混亂，由於缺乏黏液保護，在空腹時胃酸會腐蝕自己的胃壁，這是造成急性胃潰瘍的主要原因。

如果壓力持續累積，使得交感神經長期興奮，造成在胃黏膜下的肌肉以及血管收縮，由於血液無法送達此處，就會形成局部壞死狀態，如果分泌的胃酸（酸度較強的鹽酸）在此產生作用，就會引發胃壁深處的慢性胃潰瘍。

目前日本厚生勞動省許可的胎盤素注射藥劑，包括了治療更年期障礙和乳汁分泌不全的「MELSMON」，以及適用於肝障礙的「LENNEC」兩種。在幾年前，還有治療胃潰瘍的「PLP」，以及「SAUER PLACENTA」等注射藥。後來由於成本上的問題而停止銷售。由於這些藥劑原料都是胎盤素，因此不論是「MELSMON」或「LAENNEC」對胃潰瘍應該都有效。

另外，胃灼熱是由以下的狀況引起的，首先，當食物進入胃中時，胃會產生胃分泌素的荷爾蒙。胃分泌素具有分泌消化食物的鹽酸，以及封閉胃與食道之間的通路以避免食物倒流的作用。當這個作用不順暢，胃中的容納物倒流時，就會引起胃灼熱的現象。

情緒或壓力會使交感神經產生噁心的反應，這是由於胃部的運動停止而造成的。胃無法蠕動，食物就會累積而成為一種刺激，經由神經的反射，會出現噁心的感覺。

胃灼熱或噁心，可以藉由胎盤素的調節自律神經作用等加以有效改善。

✿經前症候群

月經來的三至十天前出現頭痛、焦躁、憂鬱、乳房脹痛、下腹部痛、便秘、浮腫等症狀，稱為經前症候群。這些症狀在月經來時就會消失。

經前症候群的原因不明，有一種說法是，在月經來的三至十天前會出現症狀，與排卵後分泌黃體素的時期相同，因此有學者認為這是女性荷爾蒙作用而引起的症狀。此外，神經質或容易緊張、無法抵擋壓力的人，症狀會較為嚴重。

對症療法通常是採用鎮痛劑或鎮靜劑。由於胎盤素能夠有效的發揮調節內分泌等作用，可以去除原因而治癒症狀。另外，聽喜歡的音樂，做輕鬆的運動，利用半身浴或足浴等使身體放鬆的方法都有效。

放鬆時，副交感神經發揮作用，末端會分泌抑制興奮的神經傳遞質乙醯膽鹼，使情緒穩定，產生充實感，增加生理或心理上的抵抗力。（相反的，承受壓力時，交感神經發揮作用，末端會分泌促進興奮的神經傳遞物正腎上腺素）。因此，即使承受壓力，也能夠加以排除。放鬆、滿足的情緒，才是克服壓力的「妙藥」。

✿生理痛

生理期時，每位女性或多或少都會有下腹痛或腰痛、頭痛等生理痛現象，但如果疼痛會影響日常生活，就必須接受治療。生理痛是由於子宮所產生的促進子宮收縮的前列腺素在局部的濃度過高，造成排出經血時，子宮收縮過強而形成。由於沒有生產經驗的女性子宮頸較細，經血的流通不順暢，或是有瘀血等都會助長疼痛。

胎盤素對於生理痛非常有效，其調節內分泌作用以及促進血液循環作用能夠有效的發揮作用。

前面提到的各種前更年期障礙，其中貧血也可能是因為子宮肌瘤或子宮內膜症等而使出血量增加，因此前更年期障礙中可能隱藏各種問題。當出現令人擔心的症狀時，不要胡亂自行診斷，必須到醫院接受檢查，以了解是否由疾病所引起。有時症狀與自律神經、生活方式混亂、身心不平衡也有密切關係，但不要過於神經質，否則反而會使疾病或身體狀況惡化。要好好的掌握自己的身心狀態，進行適當的對應，這才是健康管理的基本要件。

胎盤素可以對治婦科疾病

對於二十至三十歲年齡層女性容易出現的子宮肌瘤、子宮內膜異位、乳腺症等，胎盤素也能夠產生很好的效果。在此簡單說明各種症狀以及胎盤素的有效性。

✿子宮肌瘤

女性子宮內部有一層襯裡細胞組織，稱為內膜（子宮內膜），會隨著卵巢週期性的荷爾蒙變化而增厚。子宮是由平滑肌所構成的。當子宮肌肉的細胞異常增殖時，會形成良性腫瘤，稱為子宮肌瘤。有月經的成年女性五人中就有一人有子宮肌瘤，是非常普遍的情形。症狀是月經過多或不正常出血、腹痛、貧血等，不過大多沒有自覺症狀。如果肌瘤發展為像拳頭般大時，就可能要動手術切除。

子宮肌瘤發生原因不明，但可能與雌激素有密切關係。子宮肌瘤會因為雌激素的作用而促進成長，停經後由於雌激素銳減，肌瘤也會跟著縮小。

胎盤素的調節內分泌作用、改善貧血作用、造血作用等，能夠發揮有效的作用，可抑制子宮肌瘤發育或減輕症狀。

✿子宮內膜異位症

近來二十至三十歲年齡層女性不孕症患者增多的原因之一，因此深受矚目。

形成子宮內膜的組織出現在子宮以外的地方，如卵巢或子宮肌肉層內，在月經的週期變化時，同樣會受到荷爾蒙的影響而出血，稱為子宮內膜異位症。原本在子宮的內膜一旦剝離，會隨著血液排出體外，但是異位的內膜由於是在子宮以外的地方，因此出血的血液無法排出，在體內形成塊狀物，造成卵巢或輸卵管的沾黏，這也是造成不孕症的原因之一。

症狀包括下腹痛、經痛、性交痛等。雖然確切原因不明，但是一般認為與初經以後到懷孕前的月經週期有關。此外，停經後，異位的內膜自然會萎縮。

胎盤素的對治效果就是藉著調節內分泌作用等發揮作用，抑制異位子宮內膜的成長。

✿乳腺症、高泌乳激素血症

乳腺症是乳腺出現硬塊的症狀，這種硬塊是良性的，與乳癌不同。

乳腺是由乳房中分泌乳汁的乳小葉，以及將乳汁引導到乳頭的乳管所構成，通常女性荷爾蒙（雌激素與黃體素）會影響乳腺，使其產生週期性的變化。雌激素會對乳管產生作用，黃體素則會對乳小葉。腦下垂體發出訊號，使女性荷爾蒙的分泌保持平衡，一旦平衡失調，雌激素分泌過剩，造成乳腺異常時，就會產生乳腺症。

乳腺症除了會形成硬塊之外，也容易出現乳頭異常分泌，流出類似乳汁的物質。

患者會驚訝地想，「沒有生產，為什麼會出現乳汁？」

胎盤素藉著調節內分泌作用，能夠調整女性荷爾蒙的平衡，因此能夠有效預防或改善乳腺症。

乳汁異常分泌的另一個現象是「高泌乳激素血症」（又稱為「溢乳症」），沒有生產經驗的年輕女性卻分泌出母乳。原本只有在生產之後才會大量分泌「乳汁分泌荷爾蒙」（泌乳激素），但是沒有懷孕的女性也可能因為疾病而會分泌泌乳激素，造成溢乳症。

在此特別值得一提的就是，胎盤素注射藥「MELSMON」也是「乳汁分泌不全」的治療藥，而且已得到日本厚生勞動省的許可使用。

將「MELSMON」注射到無法分泌母乳的母親體內，具有促進乳汁分泌的作用。相反的，若對「高泌乳激素血症」的患者注射，則雖然是同樣的藥劑，卻也能夠發揮抑制乳汁分泌的作用，非常有趣。

一般的藥物只能促進或抑制某方面的作用，但是胎盤素製劑卻具有調節作用，為其一大特徵，而這也是胎盤素不會產生副作用的原因。

此外，乳腺症與乳汁分泌不全同樣會產生「乳汁」，但是兩者相關的荷爾蒙卻不同。胎盤素對於所有的荷爾蒙分泌都具有調節的作用，對於促進或抑制都能夠產生效果。也就是說，乳腺症的情形，可以抑制雌激素的分泌，相反的，若是乳汁分泌不全，則可以促進泌乳激素的分泌，也就是視當時狀況而發揮其調節功能。

第 4 章

【健康篇之三】

胎盤素對於各種病症的功能和療效

慢性關節炎、風濕性關節炎、
神經痛、異位性皮膚炎、
支氣管氣喘、花粉症、
酒精性肝炎、B 型肝炎、
C 型肝炎

風濕性關節炎、慢性關節炎、神經痛

【風濕性關節炎】

風濕性關節炎是手指或手腕、膝等關節，出現發炎、腫脹、疼痛而無法自由行動的疾病，是一種自體免疫疾病。症狀嚴重時，病人無法自行扣釦子，最糟糕時甚至站不起來，必須依靠輪椅。

你聽過「自體免疫疾病」嗎？到底在人體內發生了什麼樣的情況呢？

人體一旦有病原菌或有害物質等異物（＝抗原）侵入時，體內就會製造出抗體，抗體與抗原結合而擊退疾病，人體引發抗原抗體反應的構造就稱為免疫系統，但有時免疫系統過度反應，反而會反過來危害自體健康，稱為過敏。

免疫系統原本不會和構成「自己」身體的成分發生反應。由於某些物質（包括病毒或女性荷爾蒙等各種不同的因素）和自己身體的蛋白質結合，形成抗體。由於蛋白質是自體的，因此經常會出現免疫系統對自體攻擊的過敏反應，會慢性化或惡化而難以治癒。

較有效的風濕治療法是使用免疫抑制劑，但是在抑制自體免疫的同時，也會抑制對其他疾病的抵抗力，因此在調節上非常困難。

目前認為胎盤素對於麻煩的自體免疫疾病—風濕非常有效，而我本身也將它用來治療許多風濕症患者，得到非常好的效果。

胎盤素的消炎作用是來自強化腎上腺功能的效果，因此能夠發揮很好的鎮痛作用，有效減輕風濕疼痛。胎盤素的調節免疫作用以及活化免疫作用為大家所熟知，當免疫系統有異常作用時，胎盤素能夠加以抑制，同時兼具使其保持正常的調節作用。此外，胎盤素也具有抗過敏作用、改善體質作用等。藉著這些作用，能夠加以改善風濕發作原因。

胎盤素能夠抑制風濕症狀，有助於去除根本原因，且副作用非常少，因此是真正的「藥」。

以下為各位介紹來我診所的風濕症患者，使用胎盤素注射藥「ＭＥＬＳＭＯＮ」以及「ＬＡＥＮＮＥＣ」的資料（參照表４－１）。

風濕檢查指標是使用ＣＲＰ（Ｃ反應蛋白），以及ＲＦ（風濕因子）。ＣＲＰ是

表 4-1　胎盤素與風濕檢查變化

患者	注射胎盤素	檢查項目	處置前	1 個月	2 個月後
56 歲女性	1 週 1 次	CRP 定量	0.6	0	
		RF 定量	287	28	
72 歲女性	1 週 1 次	CRP 定量	4.6	2.6	1.7
		RF 定量	21	18	24
54 歲女性	1 週 2 次	CRP 定量			
		RF 定量	231	303	32

人體發炎時會出現的一種特殊蛋白，當身體某處發炎時，在六至八小時內CRP會增加，發炎痊癒時CRP則減少到〇・四mg／以下，為「無異常」。風濕因子RF則是針對自體而製造出的抗體（自體免疫作用）。

由資料顯示，利用胎盤素注射藥，能夠在早期控制數值。

【慢性關節炎】

慢性關節炎是由關節變性（＝變形）而引起的發炎疾病，與過敏無關。關節是由兩個以上的骨頭互相接觸摩擦的部分，骨與骨之間為了使摩擦能夠順暢，在骨前端有軟骨覆蓋。

隨著年齡的增長，關節軟骨會逐漸磨損，一部分會形成洞，造成骨與骨直接接觸而產生疼痛，這就是慢性關節炎。如果沒有惡化到某種程度，就不會有自覺症狀。關節炎發作時，病人會突然疼痛起來。

胎盤素對於慢性關節炎能夠發揮效果。

胎盤素的消炎作用對於疼痛非常有效。此外，促進創傷修復作用能夠促進壞損組織的修復。胎盤素中含有促進軟骨細胞或平滑肌細胞增殖的「類胰島素成長因子」，能夠有效預防及改善慢性關節炎。

根據昭和大學醫學部淺野和仁講師等人的研究，慢性關節炎或風濕性關節炎等患者，在關節部位的自由基會增加，這也是關節炎症狀惡化或疼痛的原因之一。

淺野講師等人研究調查該大學醫院的風濕患者十九人、慢性關節炎患者四十人，檢測出病患關節處的自由基，而健康者的關節則未檢測出自由基。將自由基的出現程度分為四階段，比較重症者與輕微者，發現自由基的平均值在風濕約為五倍，變形性關節症約為二・五倍。亦即自由基會破壞關節的組織，使其惡化。

根據這個研究，人類已經對於賽馬等動物投與減少自由基的藥物，當成改善關節疾病的治療法，並且締造了成果。對於人類，目前正對疑似因自由基而造成身體的損傷的情況，進行治療法的研究。

淺野講師認為，「如果能夠在關節炎初期階段抑制自由基，就能夠有效抑制疾病的進行」。胎盤素具有去除自由基的作用，因此能夠有效改善風濕和慢性關節炎。

【神經痛】

三叉神經痛、坐骨神經痛、肋間神經痛稱為三大神經痛。

三叉神經痛是從太陽穴到眼睛、臉頰、口的三條粗大神經（三叉神經）疼痛，坐骨神經痛則是從臀部到大腿後側、小腿肚的坐骨神經疼痛，肋骨神經痛則是十二對肋骨下緣內側的肋間神經產生疼痛的疾病。

引起疼痛的原因之一是，這些神經受到附近血管、肌肉或骨骼等壓迫。原本不會壓迫神經的血管或骨骼，由於某種原因變性、變形而壓迫到神經。例如三叉神經痛是由於臉部的動脈失去彈性、變硬（動脈硬化），壓迫到神經造成的，而坐骨神經痛則是椎間盤突出，壓迫到神經的症狀。

動脈硬化推測是由壞膽固醇與自由基造成的，可利用胎盤素的調節內分泌作用、去除自由基作用等加以預防或改善。

人體的骨變形關鍵在於骨量變少，或是骨頭周圍的肌肉委縮，無法支撐骨骼而引起的。胎盤素具有與骨骼和肌肉強化有關的調節內分泌作用和提升基礎代謝作用等，可有效使骨量增加與增強肌肉，此外，胎盤素也含有促進軟骨細胞或平滑肌細胞增殖的類胰島素成長因子而有所幫助。

以往的對症療法中，三叉神經痛是使用讓神經鈍化的藥物，使疼痛感遲鈍，但同時感覺也會遲鈍，有時會造成嚴重的問題。而坐骨神經痛則是使用護腰以減輕腰椎的壓力，或是稍微牽引脊髓，但都難以治癒。不管是何種情況，一旦症狀嚴重都必須動手術。

對於神經疼痛嚴重的患者，我在短期內會使用鎮痛劑，但我認為利用胎盤素來改善原因才是上策。

另外有一種由疱疹所引起的三叉神經痛或肋間神經痛，與上述壓迫所造成的神經痛無關，由於疱疹病毒具有侵襲神經的性質，是一種發炎性的神經痛。

胎盤素的消炎作用對於疱疹性神經痛也能夠展現效用。人體在抵抗力減退時容易發生疱疹，而胎盤素具有提升基礎代謝的作用、活化免疫的作用、恢復疲勞的作用等，可強化全身的抵抗力，具有提高人體自然治癒力的作用。

提到疼痛，除了神經出了問題造成疼痛之外，腿或肩膀等血液循環不良的地方也會出現疼痛。胎盤素具有使毛細血管的血流順暢的促進血液循環作用，因此確認具有減輕疼痛的效能。

對異位性皮膚炎具有顯著效果

✿特異性體質者的過敏

異位性皮膚炎是具有「特異性體質」的人容易產生的皮膚炎，會出現皮膚最上層的表皮部分紅腫、乾燥、發癢的症狀。不只是在幼兒期，甚至連長大成人後才發作的人，近年來也有增加的趨勢。

所謂「異位性」源自希臘文，意思是「錯置」；早在一九二三年就有人提出這個名詞。到目前為止，發生的原因和構造依然無法完全了解，但對此疾病已經有了相當的認識。

人體具有免疫系統，對於進入體內的異物（抗原）會製造出抗體與其結合，產生擊退異物的抗原抗體反應。免疫系統若反應過度，反而對身體有害，稱為過敏。異位性皮膚炎也是因為同樣的理由而發作，但與普通過敏不同的就是，其根本原因在於天生的體質。

異位性皮膚炎的發作是由於特殊體質造成的，而抗原就存在於身邊，包括灰塵、塵蟎、細菌、花粉、食品、藥物等，因人而異而有不同。因此，即使是過敏體質，但如果沒有遇到特定的抗原就不會發作。

一般認為異位性皮膚炎產生的反應過程如下：

通常過敏體質的人對於抗原會製造出大量的「IgE」抗體，「IgE」附著於存在於黏膜或真皮（皮膚是由表面的表皮和裡面的真皮所構成）的肥大細胞，一旦抗原侵入時，細胞膜上會產生抗原抗體反應，肥大細胞受到刺激，會產生發炎症狀物質組織胺等，引起發炎症狀。

肥大細胞並不是和肥胖有關的細胞，而是與一般構成細胞的核與細胞質相比，肥大細胞的細胞質較大，因而有此名稱。由於過敏體質的人除了會製造出大量的「IgE」，也釋放出大量的組織胺，使得皮膚發癢、發炎症狀更加嚴重。

最近研究發現，「IgE」也會附著存在於表皮的朗格爾漢斯細胞，一旦抗原由皮膚侵入時，就會在朗格爾漢斯細胞膜上產生過敏反應，造成皮膚斑疹（接觸性皮膚炎）。過敏體質的人肌膚容易乾燥，形成抗原容易侵入的環境，如此一來，會導致皮膚斑疹更為惡化。

肥大細胞或蘭格罕細胞（**Langerhans cell**）會產生發炎物質組織胺，這種情形不只是在抗原抗體反應時才會出現，舉凡皮膚骯髒、流汗、衣服的摩擦、空氣污染等刺激，也可能會造成這種情況。乾燥的肌膚容易受到刺激，會出現發炎症狀。

乾燥肌膚是皮膚表面分泌的脂肪較少，使得防止異物侵入的防護功能減退，而且水分容易蒸散，更容易使肌膚乾燥。導致異位性皮膚炎更難處理的元兇，就在於乾燥肌膚。

異位性皮膚炎，就是因為這些複雜的原因糾纏在一起而發作的。

✿胎盤素與類固醇合併使用，進行治療

醫師通常會利用止癢、抑制發炎症狀的類固醇劑（軟膏）來治療異位性皮膚炎，但長期使用類固醇劑會產生副作用。

類固醇原本是來自於腎臟上方的腎上腺所分泌的腎上腺皮質素，因此塗抹類固醇劑，就是經由皮膚給予腎上腺皮質荷爾蒙，長期使用會造成人體荷爾蒙平衡混亂，減弱腎上腺分泌荷爾蒙的能力，於是腎上腺功能減退，最後因為過度依賴類固醇，造成惡性循環，導致荷爾蒙平衡混亂。結果皮膚變薄、變脆弱，容易受到細菌或病毒等感染。此外，全身還可能出現副作用，包括圓月般的月亮臉、糖尿病、胃潰瘍、高血壓症、憂鬱症等。

長期使用類固醇劑治療異位性皮膚炎，若在症狀改善之後突然停止使用，會造成激烈的反彈現象，使得發癢等各種發炎症狀惡化。因此使用類固醇劑必須與醫師商量，適當的使用非常重要。

胎盤素對於異位性皮膚炎能夠發揮多重作用和效力。胎盤素調整荷爾蒙的「調節

內分泌作用」，以及提高皮膚抵抗力的「調節免疫作用」、抑制發炎症狀的「消炎作用」、創造健康皮膚的「提升基礎代謝作用」、「促進創傷修復作用」、「促進肉芽形成作用」、「抗過敏作用」或是「改善體質作用」等，對於造成異位性皮膚炎的各種原因，都能夠加以改善，而且胎盤素的副作用非常低，即使停止使用也不會出現反彈現象，因此可以安心使用。

已經使用類固醇劑治療異位性皮膚炎的人，首先可以併用類固醇劑與胎盤素，然後慢慢減少類固醇劑的量，最後只使用胎盤素。在併用時，胎盤素會逐漸調整荷爾蒙的平衡、強化抵抗力，因此即使中止類固醇劑的使用，也可以防止發生反彈現象。

在我診所的異位性皮膚炎患者，許多都利用這種治療方式而顯著改善，在此為各位介紹一個真實案例。

患者是名二十五歲的女性，從事電腦相關工作的公司職員。由於她是乾燥肌膚，因此臉部及全身肌膚都乾燥、發紅，一看就知道是異位性皮膚炎患者。「再這樣下去，恐怕無法找到交往對象。」我記得當時她非常落寞的說出了這句話。治療方式為一週注射二次胎盤素，三個月症狀改善，因此就不來了。過了一年半後她再次來到醫院時，因為異位性皮膚炎改善，心情變得非常開朗，而且也結了婚。最近因為又出現異位性皮膚炎的症狀，因此請求我為她注射胎盤素。

她眼中閃爍著光輝說道：「雖然復發，但是不像以前那麼嚴重了，所以我很想注射胎盤素。而且即使停止注射，也不會像類固醇劑一樣出現反彈現象，所以我用得很安心。」

聽到這位患者的心聲，我感到很高興，同時也再度確認胎盤素的效力。

對支氣管氣喘、花粉症具有極佳功效

✿支氣管氣喘

支氣管氣喘是支氣管因收縮而變得狹窄，導致呼吸困難的呼吸困難症。

原因包括1.過敏型、2.感染型、3.混合型三大類。

1. **過敏型**

由於過敏反應而引起的支氣管氣喘。位於支氣管黏膜的肥大細胞，對於塵蟎、黴菌、花粉、寵物毛等抗原產生抗體反應，並由肥大細胞釋出組織胺等發炎症狀物質，導致支氣管周圍的肌肉收縮、黏膜腫脹、黏膜的分泌物（痰）增加，使得空氣的通道（呼吸道）變得狹窄，而引發呼吸困難。

2. **感染型**

由於細菌或病毒的感染，使得呼吸道變得敏感，對於灰塵或有害物質、冷氣等刺激產生反應，導致呼吸困難。

3. **混合型**

由於1.過敏型、2.感染型兩者同時出現而導致呼吸困難。

此外，還有壓力等心理要素也會引發氣喘。

氣喘治療法通常是利用擴張呼吸道的交感神經刺激藥，或支氣管擴張藥、類固醇藥、抗過敏藥等，而感染型的對策還要使用抗生素。

由於交感神經刺激藥會對心臟產生刺激，而支氣管擴張藥或類固醇藥也有副作用的問題，因此在使用這些藥物時，一定要慎重其事。

關於這一點，使用胎盤素則完全不用擔心副作用的問題，且對於支氣管氣喘非常有效。胎盤素具有調節自律神經作用，能夠強化交感神經的作用，擴張呼吸道。此外，藉著調節免疫的作用，提高對塵蟎、黴菌、花粉、寵物毛等抗原，以及細菌和病毒的抵抗力，同時藉著抗過敏和消炎作用、改善體質作用等，發揮相輔相成的優良效果。

這些作用之所以能夠完全發揮，是因為胎盤中含有各種成長因子，例如促進交感神經節細胞等增殖的神經細胞增殖因子，和支氣管上皮細胞等的增殖有關的上皮細胞增殖因子，讓各種免疫細胞增殖旺盛的菌落形成刺激因子，以及白細胞殺菌素1・2・3・4等，相輔相成，使胎盤素發揮優良的效果。

✿花粉症

在花粉飛散的二至四月，因花粉症而痛苦的人急速增加，嚴重時甚至會對生活及工作造成影響，這種說法絕不誇張。花粉症是由花粉引起過敏的疾病，會出現打噴嚏、流鼻水、鼻塞等過敏性鼻炎的症狀，以及眼睛發癢、流淚、眼睛發紅的過敏性結膜炎等的症狀。另外，在都市中罹患花粉症的人較多，是因為花粉和空氣污染物質結合而造成的。

作為春天花粉症主因的花粉來源，除了杉木之外，還有松木、扁柏、櫻木、櫟木等，夏天則有鴨茅、寬葉香蒲、稻子等，秋天則有艾草、芒草等。

引起花粉症的過程是，花粉黏附在過敏體質人的眼結膜或吸進鼻黏膜，被身體視為異物（抗原），引發免疫系統過度的抗原抗體反應，製造出抗體＝IgE並釋放出組織胺等發炎物質而引起發作。

此外，由於杉木花粉的抗原性非常強，因此即使不是天生過敏體質的人，每年吸入的杉木花粉量也會誘發製造抗體IgE。

通常花粉症治療藥是使用類固醇藥或抗過敏藥等，但這些都只是對症療法，而且還要擔心副作用的問題，一旦中止投與，就會出現反彈現象。因此，和其他的過敏性疾病一樣，到目前為止都沒有特效藥。

這時就輪到胎盤素登場了。和其他的過敏性疾病一樣，胎盤素對此也能夠發揮有效作用，在使免疫反應恢復正常的同時，也能夠抑制發炎症狀，而且具有抗過敏作用以及改善體質作用，能夠從根本改善花粉症。沒有副作用，不用擔心反彈作用，這就是胎盤素的好處。

不要將花粉症等過敏性疾病視為是必須一生與之相處的「瘟神」，請一定要試試胎盤素。

肝功能檢查數值好轉了

✿胎盤素注射藥「LAENNEC」可治療肝障礙

目前得到日本厚生勞動省許可的胎盤素注射藥，就是前面所介紹的，更年期障礙或乳汁分泌不全治療劑的「MELSMON」，以及肝障礙治療劑的「LAENNEC」二種。MELSMON得到日本厚生勞動省的許可已經半世紀，時間實際證明了胎盤素的有效性和安全性。

事實上，根據我診所的經驗得知，胎盤素注射對於肝障礙具有非常好的療效。在介紹胎盤素對於肝障礙有效的構造以及臨床資料之前，先概略說明一下肝臟以及肝障礙的基本知識。

肝臟是人體內最大的器官，成年男性肝臟重達一五〇〇公克，成年女性則為一三〇〇公克，肝臟由約二五〇〇億個肝細胞所構成，肝細胞再生力非常強，即使切除六〇至七〇%的肝臟，剩下的三〇%也能夠持續增殖，恢復原狀。

肝臟的主要功能包括1.代謝、2.解毒、3.分泌膽汁三項。肝臟中大約有二〇〇種酵素，可進行超過五〇〇種化學作用，可以說是一個大型「化學工廠」。

1.代謝

人體經由飲食攝取營養，但是牛肉的蛋白質與人類的蛋白質不同，因此食物並不能夠直接被人體使用。從食物中得到的營養必須經過化學處理，重新轉換為對人體有用的物質，這種過程稱為「代謝」。肝臟會進行糖、蛋白質、脂肪三大營養素的代謝，如有超出身體必要的多餘養分也會儲存在肝臟裡。而維他命、礦物質等，想要在體內發揮作用，也必須先經過肝臟活化之後再送達全身。

2.解毒

進行毒物或有害物質等的解毒、排泄作用，例如酒精或藥物就是解毒的對象。

3. 分泌膽汁

肝臟會合成、分泌膽汁，膽汁在十二指腸中協助脂肪的消化、吸收與維他命的吸收。此外，肝臟也藉由膽汁排除對身體而言是毒物的膽紅素（黃色的膽汁色素，會使糞便變黃。黃疸的皮膚變黃，也是由於膽紅素所造成。）以及膽固醇的作用。

另外，肝臟可以蓄積體內一〇％的血液，因此又稱為「血液儲藏庫」，協調在體內流動的血液。

✿肝炎→肝硬化→肝癌的進行流程

肝臟障礙包括脂肪肝以及酒精性肝炎、病毒性肝炎、肝硬化、肝癌等。

●脂肪肝

飲酒過量或營養偏差、肥胖等情形，會導致大量的脂肪積存於肝細胞，抑制肝臟的作用，是現代非常普遍的疾病。在我的診所接受超音波檢查的患者，半數以上都有脂肪肝的現象。

●酒精性肝炎

飲酒過量導致肝細胞發炎、肝臟受損。

●病毒性肝炎

由於肝炎病毒感染而引起的肝炎。肝炎病毒可分為A型、B型、C型、D型、E型、G型六種。一般會造成問題的是B型與C型，兩者都是經由血液造成感染。C型的感染力較弱，而B型的感染力較強。另外也可能因為唾液或體液而造成感染。

●肝硬化

肝臟變硬、萎縮，血液無法充分送達，造成肝功能減退。罹患B型肝炎或C型肝炎，肝細胞的發炎症狀末期，肝細胞會遭到破壞，變成纖維芽細胞（形成組織變硬的部分），纖維母細胞不斷累積，最後整個肝臟變硬、萎縮。一般是C型肝炎容易變成肝硬化。

●肝癌

肝細胞產生的癌症，稱為肝癌。通常是以肝炎↓肝硬化↓肝癌的流程來進行。在肝炎造成的肝癌中，大約有六〇%是來自C型肝炎，二五%是B型肝炎，B、C型兩者都有約五%，酒精性肝炎約佔一〇%。因此，若要預防肝癌，在肝炎階段就必須加以治療。

✿干擾素與副作用

目前唯一能夠完全去除C型肝炎病毒的藥物，就是「干擾素」。干擾素對二〇至三〇%的C型肝炎患者有特效，能夠使C型肝炎病毒消失。

干擾素是「感染病毒的細胞會製造出抑制病毒增殖的物質」，作用除了抑制病毒增殖，同時也能夠抑制受到病毒感染細胞的增加。

但是干擾素有很多問題，例如對於七〇至八〇%的C型肝炎患者都無效（以持續投與二週來判斷），即使是有效果的人，也會出現發熱或惡寒、頭痛、肌肉痛、嘔吐、食慾減退、全身倦怠感等副作用。此外，也可能會出現憂鬱症或精神分裂症、肺炎、甲狀腺功能障礙等問題。干擾素是非常昂貴的藥劑，因此還有病人經濟負擔的問題。

一般對C型肝炎會使用干擾素，但是干擾素並不是對所有患者都有效，使用前必須先了解這一點。

但是，也不要認為病毒性肝炎無法治癒，而煩惱什麼時候會變成肝硬化，什麼時候又會變成肝癌。

不論是B型肝炎或C型肝炎，如果只是感染病毒，不會有立即生命危險，而且變成肝硬化需要十至三十年的時間。由於造成肝硬化症狀的原因是肝臟反覆發炎，只要加以治療、抑制發炎就沒問題。因此，即使不能夠讓B型或C型肝炎病毒消失，也能夠減輕症狀，遏止疾病進行。不對病毒抱持仇視的態度，而和病毒和平共存，過著正常的生活，這也是一種治療方式。

✿免疫力減退，容易發炎

對於肝障礙的治療，關鍵在於不要造成肝臟發炎。為了讓各位了解如何避免引起發炎，首先要知道肝細胞如何引起發炎症狀。

以下就以病毒性B型肝炎和C型肝炎為例，加以探討。

人體一旦有病毒侵入時，為了要擊退敵人，生物體防禦系統＝免疫系統會發揮作用。免疫系統發揮作用的結果，會使得免疫細胞和病毒反覆的進行攻防戰。免疫細胞的主要武器是有「雙刃劍」之名的自由基，適量的自由基可以殺傷敵人，但過量時就會轉而殺傷同伴，因此說它是雙刃劍並不為過。為了殺死病毒，免疫系統會產生過剩的自由基，結果除了病毒，連周圍的細胞或組織也會發生損害（氧化），而造成發炎症狀。

亦即在「B型病毒或C型病毒」與「免疫細胞」的戰鬥中，「免疫細胞」的武器自由基會造成肝細胞發炎，這就是我們所說的B型肝炎或C型肝炎等病毒性肝炎。

一旦免疫力減弱時，會產生大量的自由基，也容易引起發炎症狀。

因此，為了避免病毒性肝炎發作，就要提高免疫力，同時去除自由基。

✿酒精性肝炎

酒精性肝炎是飲酒過量，引起肝細胞發炎所造成的。由於大量的酒精導致產生過剩的自由基，自由基造成肝細胞氧化所致。

飲酒過量或是飲食過度，會使肝臟儲存過量脂肪，同時產生大量的自由基。脂肪一旦受到自由基的攻擊，就會變成過氧化脂質。過氧化脂質非常不穩定，具有攻擊性，為了尋求穩定，會不斷與周圍細胞反應，結果過氧化脂質進入細胞，破壞細胞的功能。過氧化脂質就好像烹調用的油越用越黑，就是油脂過氧化的結果。這種情況若發生在肝臟，就會導致肝臟受損。

肝臟會因為病毒感染或飲酒過量、飲食過度，以及其他各種要因而產生大量自由基。由於人體內各種有害物質或藥物，會送到肝臟經由各種酵素加以解毒，這時酵素會生成自由基，與有害物質或藥物上結合，中和毒性。

人體細胞中的胞器（粒腺體），會讓葡萄糖和氧產生反應、製造能量，在這個過程中大約有二至三％的氧氣會產生自由基。由於肝臟是由二五〇〇億個細胞構成的，每個細胞中有二至三個粒腺體，因此自由基的生產量可想而知也不少。

由此可知，肝臟是自由基的溫床，肝細胞因為氧化而受損，引起發炎的危險性相當高。我們的身體具有消除自由基的SOD等酵素，而肝臟也具有很強的復原力，但不能因此而怠忽了對抗自由基的方法。人過四十歲後，消除自由基酵素的分泌會開始減少，一旦酵素減少，要防止自由基是很困難的事。因此，肝障礙也是中高年齡層容易出現的疾病之一。

✿胎盤素具有絕佳自由基消除力

的確，到了中高年齡期以後，人體分泌消除自由基的酵素減少，但是不要因此而投降。抗氧化維他命「維他命A、C、E、B群」等，以及抗氧化礦物質「硒、錳、鐵、銅、鋅」等和其他的抗氧化物「類黃酮、類胡蘿蔔素、蛋白質、尿酸」等，都能夠協助發揮消除自由基的作用。

胎盤具有消除自由基的優良作用，這是經由動物實驗確認的事實。

日本星藥科大學衛生化學研究室的渡邊聽藥學博士與福井哲也藥學博士，使用老鼠進行實驗，探討人類胎盤的抗氧化作用，並將結果（見下頁）發表出來。

胎盤的作用之一，就是在懷孕期保護胎兒免於自由基氧化之害，因此推斷胎盤可能存在具有消除自由基的強力抗氧化活性成分。

經由動物實驗結果，發現口服具有抗氧化作用的胎盤素，能夠抑制肝臟組織的氧化與肝障礙。

✿胎盤素可改善肝硬化

經由動物實驗，證實胎盤素能夠去除肝障礙的元兇自由基，有助於預防及改善肝障礙，各種效用如下：

- 強化肝功能
- 促進肝臟解毒功能
- 提高免疫力，抵抗肝炎病毒

人類胎盤萃取物中的抗氧化物質相關研究

衛生化學研究室　渡邊　聰・福井哲也

人類胎盤萃取物（胎盤素）用於化妝品或醫藥品，具有消炎作用、消腫作用以及黑色素生成作用。

胎盤的作用之一，是防止胎兒體細胞氧化，因此胎盤組織中含有強力抗氧化活性成份，可以去除自由基。本實驗就在探討胎盤素的抗氧化作用及其活性成份。

當胎盤素添加於 in vito 的自由基生成系統中，可以觀察到基質與自由基反應造成產物減少。這時，抑制50％需要的濃度為〇・四五％，此時抗氧化活性相當於維他命 α 生育酚濃度71 μM。

探討胎盤素在生物體內的抗氧化作用，我們選用急性酒精肝中毒小鼠來進行實驗。

急性酒精肝中毒的實驗是使用乙醇（酒精）使小鼠體內的肝組織中自由基量增加，減低抗氧化酵素活性，導致氧化壓力產生。這時，對小鼠給予口服胎盤素三日後，將乙醇注射入小鼠腹腔後，測定血清GOT與GPT活性作為肝障礙的指標，並同時檢測肝臟組織中的硫巴比妥酸反應物（TBARS）量、還原型谷胱甘肽（GSH）量，以及抗氧化酵素活性，作為氧化壓力指標。乙醇小鼠組的GOT活性為對照組的一．九倍，GPT活性上升為一．四倍，而併用胎盤素組各自為對照組的一．三倍與一．一倍。

另外測得肝組織中的TBARS增加為對照組的二．五倍，GSH減少為〇．七倍。同時併用胎盤素組則各自為對照組的一．四倍與〇．九倍。

對於消除自由基的抗氧化酵素活性，乙醇組平均為對照組的〇．六倍，同時併用胎盤素組則約為〇．九倍。

根據以上實驗結果，顯示胎盤素經口服用也具有抗氧化作用，能夠降低乙醇導致肝組織的氧化與肝障礙的發生。

・提高對酒精、藥物的解毒力
・促進干擾素的自體生成作用
・抑制酒精性肝炎或病毒性肝炎等發炎症狀
・促進修復受到發炎症狀破壞的組織
・促進新細胞的生成

在第1章我們曾經介紹，胎盤具有「肝細胞增殖因子」，可幫助細胞或組織再生，因此能夠有效治療肝臟疾病。

即使切除了七〇%的肝臟還是能恢復原狀，而發揮神奇復原力的就是肝細胞增殖因子，能夠防止肝細胞因為發炎而壞死，並加以修復、再生。

胎盤素能夠有效改善肝硬化，也是目前日本厚生勞動省唯一承認的肝硬化治療醫藥品。

醫學上對於經由注射肝細胞成長因子基因的「基因治療」，目前已經還在準備階段，恐怕要過一陣子才能使用於臨床醫療。相對的，含有肝細胞增殖因子的胎盤素，現在就可以輕易的取得，千萬放棄了它的利用價值。

筆者為肝障礙患者注射胎盤素，結果GOT、GPT以及γGTP值在一、二個月內就降低了。罹患病毒性肝炎如B型肝炎、C型肝炎的患者，注射胎盤素治療的統計資料如「表4－2」所示。

讀者可以根據記錄表清楚的看到效果。

γGTP是「飲酒者需做的肝功能檢查」，和酒精的關係密切。只要攝取酒精或肝出現障礙時，血中的γGTP物質就會增加。罹患酒精性肝障礙時，γGTP值特別高。

✿胎盤素可以提高自然治癒力

現代病九〇%的原因都在於自由基。換言之，胎盤素所具有的去除自由基作用，對於九〇%的現代病都有效。

胎盤素中所含的肝細胞成長因子，不僅對肝障礙有效，也能防止所有器官的細胞壞死，加以修復而使其再生。經由動物實驗的結果發現，除了治療肝病之外，對於腎

表 4-2　以胎盤素治療肝臟疾病患者前後的肝指數變化

55 歲女性　注射胎盤素　1 週 1 次

檢查項目	處置前	1 個月後	2 個月後
GOT	264	46	
GPT	246	67	
γ-GTP	118	118	

44 歲男性　注射胎盤素　1 週 1 次

檢查項目	處置前	1 個月後	2 個月後
GOT	47	35	23
GPT	93	66	37
γ-GTP	114	463	568

62 歲男性　注射胎盤素　1 週 2 次

檢查項目	處置前	1 個月後	2 個月後
GOT	64	53	43
GPT	86	77	59
γ-GTP	1095	873	417

58 歲男性　注射胎盤素　1 週 2 次

檢查項目	處置前	1 個月後	2 個月後
GOT	70	60	42
GPT	72	68	61
γ-GTP	287	167	110

60 歲男性　注射胎盤素　1 週 1 次

檢查項目	處置前	1 個月後	2 個月後
GOT	37	52	
GPT	35	40	
γ-GTP	117	37	

50 歲男性　注射胎盤素　1 週 2 次

檢查項目	處置前	1 個月後	2 個月後
GOT	29	28	38
GPT	30	29	29
γ-GTP	640	578	645

59 歲女性　注射胎盤素　1 週 3 次

檢查項目	處置前	1 個月後	2 個月後
GOT	64	43	
GPT	95	50	
γ-GTP	102	70	

表 4-2-2 B 型肝炎注射胎盤素前後指數變化

檢查項目／月日	5 月 20 日	5 月 25 日	6 月 1 日
總蛋白	7.8	7.9	8.2
A/G	0.81		
TTT	10.2	9.7	9.7
ZTT	22.3	23.1	26.3
GOT (AST)	768	229	122
GPT (ALT)	807	375	184
LDH	372	282	285
CPK (CK)	78		
γ-GPT	138	115	89
LAP	83	74	70
ALP	305	255	209
膽鹼酯酶	2.71	2.88	3.38

表 4-2-3 C 型肝炎注射胎盤素前後指數變化

一般檢查								特殊檢查			注射藥		
	日期	GOT	GPT	LDH	γ-GTP	K	PLT	HCV-RNA	AFP	透明質酸	LAEN-NEC	強明發健C	其他
1	1/8	256	333	538	48	4.3	8.9	841.6		141.5	2A	2A	
2	1/19	84	104	600	52	3.9	9.6	1211.4	95.0				
3	2/6	129	190	578	43	3.6	6.8	883.1	81.8		2A	2A	
4	2/14	67	84	522	40	3.4	8.2						
5	2/19	56	54	526	38	3.6	9.7	477.7	46.1	217.7			
6	3/11	60	68	447	45	3.8	9.0	185.7	35.1	126.0	2A	2A	
7	3/23	91	95	480	44	3.9	6.6	371.0	32.2	134.5		1A	維他命C
8	4/11	56	60	441	39	3.3	7.3	491.9	32.1	119.8	2A	2A	TACHION
9	4/17	68	77	436	40	3.2	7.6						
10	4/23	64	67	417	38	3.5	7.5	936.8	33.0	152.9			

臟病、糖尿病、胃潰瘍、心肌梗塞、腦梗塞、肺部疾病、肌肉疾病等許多疾病都有效。

也就是說，胎盤素具有「去除自由基」與「肝細胞成長因子」這兩項作用，對於許多疾病都能發揮作用。

不僅如此，胎盤素還具有「調節自律神經作用」、「調節內分泌作用」與「活化免疫作用」。

人體不但能接受環境刺激，產生適當的反應，並且能自動調節生理作用，使體內環境保持恆定狀態，以利生存，稱為「生物體的恆定性」，是藉著神經系統、內分泌系統與免疫系統相互發揮作用而產生。中樞神經或自律神經等神經系統作用於內分泌系統時，會產生各種荷爾蒙，藉著這個作用使得負責免疫的細胞活化，同時藉著免疫系統的活動，對神經系統產生作用，三系統之間形成維持恆定性的網路。

胎盤素具有健全神經系統、內分泌系統以及免疫系統的作用，可以強化三系統間的連結運作，能夠提高人體的自然治癒力，因而創造出平衡身體失調或疾病的健康身體。

此外，胎盤素也具有「提升基礎代謝」、「促進血液循環」或「造血」等功能，可以幫助提升自然治癒力。

胎盤素能夠改善各種疾病，而且即使中止用藥之後，身體也不會出現失調現象，這是因為胎盤素具有防止老化、恢復青春的效果，因而大幅提升自然治癒力所致。

由於目前對於胎盤的研究還有許多未知部分，因此胎盤真正的潛力可以說是深不可測。

我為患者進行治療的經驗告訴我，胎盤素對於許多疾病都能發揮驚人的效力。當然胎盤素不見得對於所有的疾病都有效果，但是至少對於下述疾病能夠產生效果。

- 更年期障礙
- 前更年期障礙
- 失眠、憂鬱症等精神性疾病
- 因為自由基過量而引發的疾病（肝病、心臟病、腦血管疾病、癌症等許多現代病）

・使用類固醇治療的疾病（慢性關節炎、支氣管氣喘、異位性皮膚炎、紅斑性狼瘡、硬皮症等）

第 5 章

【親身體驗報告書】

改善更年期或前更年期障礙！

改善風濕、異位性皮膚炎、肝障礙！

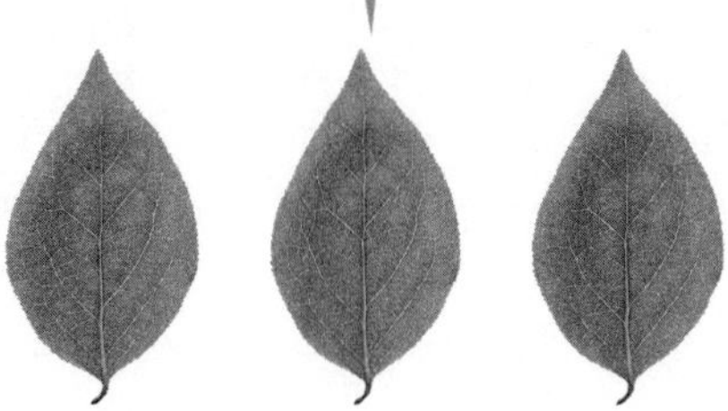

筆者針對前來吉田診所注射胎盤素的患者進行問卷調查，內容包括（一）如何認識胎盤素；（二）使用胎盤素之後症狀產生何種改變；（三）對於胎盤素有何種想法等，並根據問卷挑選要點整理如下。為了保護患者的隱私權，因此全部使用匿名。

根據這些親身體驗，我們了解胎盤素對於目前為止幾乎沒有決定性治療法的更年期障礙、前更年期障礙、肝障礙、風濕、異位性皮膚炎等，各種疾病都能發揮顯著功效。

改善更年期障礙，增加女性荷爾蒙（女性／48歲／M・Y）

由於更年期障礙而身體狀況不良，每天鬱鬱寡歡。朋友看到我憂愁的樣子，對我說：「胎盤素對於更年期障礙有效，而且完全沒有副作用，可以安心使用。不妨到吉田診所接受注射。」

於是從三個月前開始，我一週前往醫院看門診二、三次，請院方為我注射胎盤素。注射之後，覺得更年期障礙症狀減輕了。經過檢查，女性荷爾蒙雌激素E2的量治療前為「37」，二個月後增加為「一〇五」。原先因為女性荷爾蒙銳減而出現各種非特異性主訴症狀，藉著胎盤素之賜，各種症狀都緩和了。

原本總膽固醇值非常高。注射前為「二五八」（參考標準值為二二〇mg／以下），二個月後降低為「二〇九」。人們到更年期經常會罹患高血脂症、高血壓或動脈硬化等疾病，但只要膽固醇值恢復正常，就能安心。

能夠遇到胎盤素真是太好了。非常感謝朋友將這麼好的東西介紹給我。

說明 接受胎盤素注射的人之中，大部分女性荷爾蒙（雌激素）都有所增加，而且原本停止的生理期也恢復了。

減輕熱潮紅、盜汗、疲勞、焦躁感

（女性／51歲／N・K）

更年期障礙真的令我非常痛苦，熱潮紅和盜汗的情況嚴重，晚上身體發燙、流汗不止，必須起身更換睡衣而影響睡眠。因為這個緣故，我覺得非常疲倦，情緒焦躁、臉色難看。朋友告知注射胎盤素能夠減輕更年期障礙，而且副作用非常少，所以我決定嘗試。

從半年前開始，一週注射胎盤素三次。首先疲倦感消失，到了第三個月時，熱潮紅和盜汗現象都減輕了。

更令人高興的是，胎盤素出現意想不到的效果，以往皮膚會出現的紅紫色疹子「扁平苔癬」也消失了。

沒想到效果這麼好。如果能夠早一點注射胎盤素就好了。為更年期障礙所苦的女性，應該盡早使用胎盤素。能夠遇到胎盤素，真是太幸運了。

說明 持續注射胎盤素，不僅能夠減輕更年期的各種症狀，許多人甚至因此而治癒皮膚疾病，恢復年輕的肌膚，因此即使更年期障礙已經解除，但依然有許多人持續看門診。

一週注射二次，改善更年期障礙與低血壓（女性／47歲／T・R）

我的身體狀況欠佳，有疲倦、肩膀痠痛、頭痛、舌頭發炎等症狀。從一年前開始，前往吉田診所就醫，後來一週注射二次胎盤素，身體狀況逐漸好轉。

我的血壓偏低，經常頭暈，藉著胎盤素之賜，血壓恢復穩定，不再頭暈。

今後還要持續注射胎盤素，希望能夠安然無恙的度過更年期。

說明 血壓過高或過低的人，能夠藉著注射胎盤素改善。西藥只能使血壓上升或下降，但是胎盤素的一大特徵就是具有調節作用，恢復平衡。

身體狀況變得很好，個性也開朗多了

（女性／45歲／K‧H）

朋友之間經常談論「胎盤素對於非特異性主訴病症有效」的話題，雜誌上也記載胎盤素對於更年期障礙或前更年期障礙有效的報導。所以當我因為身體狀況不佳、精神不繼而感到不安時，立刻想到前往吉田診所接受胎盤素療法。

從一個半月前開始，每隔一天看門診，請院方為我注射胎盤素，結果身體變得非常好。生理期前後的頭痛現象消失，即使不服用藥物也可以安然度過，個性也變得很開朗。經由檢查，雌激素（Ｅ２）的量治療前為「10」，一個月之後增加為「41」。

胎盤素幾乎沒有副作用，為了使身體維持良好的狀態，今後還要持續使用。

說明 胎盤素對於頭痛、腰痛、生理痛等疼痛有效。生產是非常疼痛的事，而胎盤也具有緩和生產痛的作用。

提升身心抵抗力，經血量增加（女性／41歲／W・A）

我的眼白比一般人來得更白，有憂鬱傾向，生理期的經血量較少，擔心會影響生活。看到雜誌上有關胎盤素的報導，心想，可能對於我的症狀有效。

近二年來，每週注射胎盤素三次，注射之後身體產生抵抗力，持續一年來的煩惱完全消除。近來諸事不順，母親罹患癌症，我則遭遇交通事故、住院和上法院等，各種不幸的事接二連三的發生，對身心造成極大負擔。所幸在過去這波濤起伏的一年中，神明賜給我胎盤素這項禮物。

事情告一段落之後，我的雌激素（E2）的量由「13」增加為「35」，生理期的經血量也增加。憂鬱狀況解除後，眼白恢復為正常的顏色。為了保養維護，我持續看門診注射胎盤素。為了預防疾病並且提高抵抗力，今後還要持續注射胎盤素。

說明　九州・田川的原寬醫生認為胎盤素對於治療憂鬱症非常有效，根據我的經驗，胎盤素對於憂鬱症和精神病的確具有卓效。

注射第二天醒來時神清氣爽，效果立竿見影（女性／31歲／N・K）

胎盤素給人高級的印象。我曾經看到報紙上報導「瑞士的高級美容沙龍使用人類的胎盤進行美容」的內容，令人感覺遙不可及。在偶然的機會裡，於書店看到吉田院長的著作，知道胎盤素具有美容效果及各種健康效果，所以想要嘗試。我的身體向來很弱，血壓低，因此一直想要找尋好的治療法。

從半年前開始，一週前往醫院注射胎盤素一次。在注射後的第二天早上，就感覺到效果了。平常因為低血壓的緣故，早上醒來時覺得很不舒服，但是當天早上完全判若兩人，醒來時覺得神清氣爽。

胎盤原本就是人體的東西，可以自然的滲透到體內，而且還具有現代醫學或科學無法說明的效果。注射之後第二天醒來時，覺得神清氣爽，身體狀況非常好。這是我的親身體驗。

說明 僅僅注射一次胎盤素，第二天早上醒來時就覺得神清氣爽的例子很多。

緩和手腳冰冷、肩膀痠痛、便祕、生理不順等前更年期障礙（女性／27歲／T・S）

前年調職到現在的公司後，突然罹患手腳冰冷症。躺在床上時，腳非常的冰冷，不容易熟睡，半夜經常醒來。即使是夏天的晚上，也必須穿著襪子睡覺。此外，還出現肩膀痠痛、頭痛、便秘等慢性疾病。正在猶豫是否該就醫時，看到雜誌介紹有關胎盤素的報導，了解這些症狀屬於前更年期障礙，同時還知道胎盤素具有減輕症狀的效果。

每週前往醫院注射二、三次胎盤素，三個月後，不但手腳冰冷症與肩膀痠痛、頭痛、便祕等症狀減輕，生理不順的現象也消失，變成正常二十八天的週期等等，出現超乎意想的效果。

注射胎盤素已經半年了，一直維持良好的身體功能，今後還要持續使用胎盤素。

說明 有些人注射胎盤素幾小時之後，就會覺得身體發熱。夏天時，許多女性原本必須穿兩雙襪子睡覺，但是注射胎盤素之後，即使冬天，也不需要穿襪子就能熟睡。

解除十多年來的C型肝炎，妻子的更年期障礙與女兒的生理痛也都減輕了（男性／56歲／Y・M）

我的辦公室距離吉田診所很近，走路幾分鐘就到了。十多年前，我因為C型肝炎而接受干擾素的治療，但是情況一直沒有好轉，而且持續惡化，後來到吉田診所就醫，這時才知道胎盤素的存在。

一週注射三次胎盤素，效果立刻出現。治療前GOT值「60」與GPT值「80至90」都很高（參考標準值GOT8至33IU／L，GPT4至45IU／L）。注射後，數值慢慢下降。現在GOT值「35」，GPT「45」，維持穩定的數值。胎盤素幾乎沒有副作用，效果比干擾素更好。

在我的建議下，妻子和女兒都接受胎盤素注射。妻子的更年期障礙好轉，女兒嚴重的生理痛完全消失。以往女兒經常因為生理痛而請假在家休息，現在不需要請假，能夠正常上班了。

全家人都接受胎盤素注射，身體狀況很好。真的非常感謝。

說明

如上所述，許多患者都是全家人到我的診所看診。家人各有不同的疾病、症狀與煩惱，但是唯一的治療法都是注射胎盤素。

GOT、GPT值從三位數變為二位數，有效預防肝癌復發

（男性／52歲／K・J）

二十年前醫生診斷我罹患C型肝炎，後來從C型肝炎變成肝硬化、肝癌，病況嚴重。經過三次超音波檢查後，確定了肝癌。接受外科塞栓療法，阻絕供給癌患部營養的血管後，終於度過危機。但是症狀並未改善。就在束手無策時，朋友說：「吉田診所會為患者注射胎盤素，對肝臟疾病非常有效。」這是一年前的事情。

於是我一週接受三次胎盤素注射，結果GOT、GPT的數值從三位數變成二位數。「治療前→二個月後→四個月後」的數值變化分別為GOT從「120→165→84」，GPT從「116→182→76」。最初的二個月數值惡化，但是後來逐漸好轉，現在變成「80」，情況穩定。接受胎盤素注射之後，進行癌症檢查，也確認無異常。

因為工作關係必須經常到國外出差，出國時中止注射胎盤素，歸國時GOT、GPT的數值稍微上升。不過，最近二週沒有任何症狀。肝障礙可能真的有所改善了

吧！

對於像我這種為肝癌所苦的人，注射胎盤素的確是給予我很大的希望，是有效治療法。

說明 胎盤素是日本政府唯一許可的肝硬化治療藥，對於肝硬化、肝癌都具有預防效果。

發現C型肝炎，一個月後GOT「103→27」、GPT從「85→28」（女性／70歲／K・K）

七年前罹患喉癌，後來因為高血壓、食慾不振、甲狀腺功能亢進症等而導致身體狀況變差，所以我利用健康食品調整身體功能。二年前，在健康食品店聽到有關胎盤素的事情。據說胎盤素能夠改善血壓與其他症狀，調整身體功能，具有很好的效果。

於是我趕緊前往進行胎盤素療法的吉田診所。經由血液檢查，確認罹患C型肝炎。一週注射一次胎盤素。治療前GOT與GPT值各為「103」與「85」，一個月後變成「27」與「28」。現在則是「21」與「16」，情況相當穩定。現在身體狀況非常好。相信只要持續注射，身體會變得更強健。雖然維持健康的方式很多，但我還是深信胎盤素的效果。

說明 病人二年來每週一次注射胎盤素，結果GOT與GPT的數值恢復正常。

由於B型肝炎從台灣來院治療，一天注射三安瓶，二週後出現良好的效果

（男性／35歲／T・C）

我住在台灣，因為罹患B型肝炎而接受治療。檢查數值非常不好，而且沒有改善的徵兆。正當束手無策時，聽說日本的吉田診所有很好的治療法，於是決定前往日本接受治療。

治療前GOT值為「768」，GPT為「807」，數值非常高，連吉田院長也感到很

驚訝。他建議我：「你最好去找一家有住院設備的醫院。」但是我仍然決定住在飯店，每天到吉田診所看診。注射胎盤素二天之後，數值慢慢的下降，GOT值變成「229」、GPT為「370」。十天之後降低為「100」，相當穩定。最初只能勉強走路，現在臉色紅潤，出現食慾。五天後可以吃外食了。

二週之後回國，院方給我胎盤素注射藥，讓我在台灣持續治療。目前GOT、GPT值維持二位數，狀況穩定。

胎盤素並不是以直接殺傷病毒的力量來治病，其效果在於調節內分泌系統、自律神經系統與免疫系統的平衡，提高自然治癒力，修復器官細胞，發揮再生的肝細胞增殖因子作用，所以才會獲得這麼好的結果。

持續二週每天一次注射三安瓶胎盤素，使得原本危及生命的疾病大為改善，證明胎盤素對於肝癌具有相當的威力。

說明

當患者專程由台灣前往日本時，我真的很想對他說「請立刻住院」。後來檢查數值和自覺症狀都逐漸改善，二週後和患者一起喝下少量的酒表示慶祝。患者回到台灣之後，身體維持良好的狀況。

脂肪肝和高血壓的數值改善，每天都很有精神（女性／53歲／O・Y）

三年來，因為高血壓而持續前往醫院看門診，但是肝臟的檢查值上升，所以開始對於醫院和藥物產生不信任感。這時朋友對我說：「吉田診所同樣也是使用西藥，但卻是以副作用較少的藥物為優先考量。」建議我前去就醫。

於是從二個月前開始接受檢查，因為出現高血壓與脂肪肝，所以注射胎盤素。胎盤素幾乎沒有副作用，我覺得很安心。我平常不容易熟睡，第一次注射之後，當天晚上卻睡得很好。第二天早上起床時神清氣爽，令我十分驚訝。一週三次，每次注射之後都覺得身體恢復元氣。一個月後進行血液檢查，再次讓我感到驚訝。

治療前與一個月後相比，產生很大的變化。總膽固醇值從「277→238」，三酸甘油脂值從「211→104」，GOT從「80→45」、GPT「199→91」，各項檢查數值都大幅降低。

吉田院長說：「這是因為妳認真看門診的結果。」能夠每天獲得元氣的根源，一點都不覺得辛苦，同時也深深感覺疾病受精神的影響非常大。

吉田院長在著作中說明胎盤素能夠提升「自然治癒力」，持續注射胎盤素，就能夠提升自然治癒力，從根本恢復元氣。

說明　許多患者在注射胎盤素之後，血液檢查數值都有所改善。「睡得很好」、「有精神」、「情緒穩定」，出現許多無法以數值表現的好效果。

支氣管氣喘發作次數減少，出現改善徵兆

（男性／40歲／M・E）

一年前透過網路知道胎盤素對於支氣管氣喘有效，而且使用胎盤素的吉田診所就在公司附近，所以立刻前往就診。

一週看門診一次，最初六個月注射胎盤素併用內服藥，後來改為只注射胎盤素。結果氣喘發作次數減少。今後還要持續注射，直到痊癒為止。

說明 年輕人注射胎盤素能夠更早出現效果。因為重症氣喘發作而來到本院的小學生中，也曾出現過在注射時就停止發作的例子。

風濕疼痛消除，為了維持健康長期持續使用胎盤素（女性／49歲／T・H）

幾年前罹患消化器官癌而定期接受血液檢查。每次的肝臟檢查數值都不好，風濕熱因子也增加了，我感到很擔心。後來透過網路知道「胎盤素治療對於肝炎或更年期障礙有效，而且副作用少」，於是趕緊接受治療。

從一年前開始，一週注射二次胎盤素，每天都使用胎盤素內服藥。首先是風濕改善了。往年一到冬天手指關節就會疼痛，腰部也會出現鈍痛感，但是今年完全沒有發作。四個月後檢查肝臟，GOT、GPT值都變成「50」。雖然離正常值還有一小段距離，但是每次抽血時我都快樂的等待結果。我認為胎盤素療法的效果會逐一出現。

在罹患癌症時，曾經歷抗癌藥劑副作用的痛苦，所以我非常在意副作用的問題。然而胎盤素卻幾乎沒有副作用，這是最令我高興的事情。許多人為了維持健康而長年持續使用胎盤素，也沒有出現副作用。今後我也要長期持續使用胎盤素。

說明 一般而言，效果明顯的藥物其副作用也比較多，但是胎盤素卻是副作用小、效果大的藥物。

消除慢性關節炎疼痛，能夠快樂的跳舞

（女性／63歲／Y・H）

一年半前，因為罹患感冒而前往吉田診所就醫。我很喜歡跳舞，可能是因為過度運動，造成膝和腰部嚴重疼痛。聽說利用胎盤素注射能夠有效的治療這些疼痛。

後來一週注射二次胎盤素。膝痛可能是因為變形性關節炎造成的，注射幾次之後疼痛減輕。此外，我也嘗試將胎盤素注射到穴道的療法，結果疼痛立刻消失，讓我感到很驚訝。原本不斷惡化的疼痛現在完全消失，能夠快樂的繼續跳舞。我將這個好消息告訴與我同樣熱愛舞蹈的朋友，他們也很感謝我。

注射胎盤素之後，不僅膝與腰的疼痛感消失，身體也變得不容易疲勞，皮膚增加光澤而恢復白皙。朋友們也有同樣的感覺，大家都非常感謝胎盤素。今後還要藉助胎

盤素的力量享受人生。

說明 胎盤素注射不僅對疼痛有效，而且不像一般的鎮痛劑只能暫時緩和疼痛，效果能夠長久持續。

經由十多年的親身體驗，親身證明對膝痛有效（女性／58歲／F・M）

我因為治療膝痛而和胎盤素相處長達十多年。最初在某醫療機構進行將胎盤素埋入體內的療法，後來改為胎盤素注射，期間曾經因為看診很辛苦而中止治療。後來知道吉田診所可以為患者注射胎盤素，所以從一年前開始一週看二次門診。

中途也曾經停止看診，不過因為十多年來的經驗，我發現胎盤素對膝痛非常有效。每次注射之後，身體狀況變好，即使感冒，也能在症狀最輕微的程度時痊癒。今後還要持續注射胎盤素。

說明 幾十年前許多患者都曾經接受埋入療法（將胎盤素埋入皮下）。這些人至今依然非常年輕，同時至今不曾忘記胎盤素的效果。

改善異位性皮膚炎，可以塗抹粉底

（女性／25歲／S・Y）

我因為異位性皮膚炎而感到煩惱，每當看到雜誌的相關報導，就會認真的閱讀。看到雜誌有關吉田診所的報導與院長的著作後，希望能夠改善異位性皮膚炎，同時也期待胎盤素對於長年的貧血和便祕產生效果。

於是我一週看二次門診注射胎盤素，同時併用抗過敏劑。一年後，貧血與便祕症狀獲得改善，異位性皮膚炎則直到最近才慢慢的好轉。注射胎盤素之後，皮膚的發紅與乾燥的症狀減輕不少。雖然還殘留少許的乾燥現象，但是已經可以塗抹粉底了。朋友對我說：「最近妳變漂亮了。」讓我重新嘗到塗抹粉底的喜悅。今後將持續使用胎盤素，希望可以盡早停止使用抗過敏劑。

說明 這位患者併用西藥也產生了效果，表示胎盤素對於廣泛的疾病都有效。但胎盤素並非萬能藥，有時必須併用其他療法。

一個月內完全治癒接觸性皮膚炎，身體變好、肌膚有光澤（女性／42歲／E・T）

醫生診斷我罹患了接觸性皮膚炎。一週注射胎盤素一次，一個月之後完全治癒。此外，胎盤素對於便祕、恢復體力也有效。後來一個月注射一、二次，二年後身體變好，肌膚具有光澤。為了預防疾病、防止肌膚老化，今後還要持續使用胎盤素。

說明 胎盤素不僅能夠治療疾病，還能夠有效預防疾病、防止老化，因此不少患者原本為只是了治療疾病而前來本院，卻在疾病痊癒後還繼續來看門診。

聲帶失調現象復原，朋友說：「你變年輕了。」

（男性／71歲／U・G）

因為流行性感冒的後遺症而造成聲帶受損、體力減弱，女兒建議我使用胎盤素，於是前往吉田診所就醫。二年來每週持續進行二次胎盤素注射。

聲帶已經恢復，可以進行正常的日常對話。醫生開給我的中藥也很有效，體力變得非常好。前些日子遇到好久不見的朋友，朋友說：「你變年輕了，怎麼做到的？」而且注射胎盤素之後，胃的活動旺盛，食慾變得很好。根據檢查資料，膽固醇值與血壓上升的情況都在控制中，這些都是胎盤素之賜。

通常長期使用藥品或健康食品後剛開始有效，但慢慢會變得無效，但是胎盤素的情況並非如此，好像恢復為年輕身體，能夠自然恢復痊癒。感謝醫生將這麼好的藥物介紹給我。

說明 不少人在注射胎盤素後聲帶變好，改善音質。此外，胎盤素有助於改善視力、耳鳴與重聽，恢復味覺與嗅覺等，對於感官有很好的作用。

治癒難症類肉瘤病，無副作用，可安心使用
（男性／54歲／S・T）

七年前罹患罕見的難纏疾病—類肉瘤病（類似肉瘤的肉芽腫，除了肉芽腫之外，全身還出現複雜症狀，原因不明）。前往醫療機構看門診、療養，但是症狀持續惡化。

使用類固醇劑之後，出現副作用，所以想要找尋其他的治療法。同事對我說：「前往吉田診所接受胎盤素療法，結果C型肝炎症狀好轉。」我想胎盤素可能對於沒有特效藥的疾病有效。閱讀吉田院長的著作之後，我決定嘗試。

從三個月前開始，一週注射胎盤素二、三次。以往每到下午就會覺得下半身沈重，爬樓梯時氣喘如牛，但是現在覺得很輕鬆。同時，以往如果未定期接受按摩就會

覺得全身不舒服，但是現在接受按摩的間隔拉長了，實在讓人高興。

即將迎向工作忙碌的季節，希望能夠藉著胎盤素的效果輕鬆度過。今後還要認真的看門診，相信一定可以停止服用藥物。

說明

胎盤素的效用之一，就是現代醫學療法中沒有決定性療法的難治疾病。除了類肉瘤病之外，對於白塞病（Behcet's disease，一種神經系統病變，以生殖器黏膜潰瘍、口瘡及虹膜炎為主徵）、風濕、膠原病（紅斑性狼瘡、硬皮症等）、味覺障礙等都有效。

第 6 章

【美容篇】

備受注目的美容法！

胎盤素可使
肌膚美麗

胎盤素在世界美容界得到極高評價

含有許多有效成分，具有各種藥理作用的胎盤素，不僅對「健康」有效，對「美容」也非常有效。

世界著名的化妝品牌與高級美容沙龍等，對於胎盤素都給予極高的評價。

近年來，許多人開始重視自然肌膚之美，雜誌上也經常報導胎盤素相關話題，深受年輕女性的注意。

事實上，許多利用胎盤素的人對於其驚人效果都讚嘆不已。

胎盤素具有美白效果，能夠有效解決肌膚的三大煩惱：斑點、皺紋、面皰。對於乾燥肌膚、敏感肌膚以及肌膚老化等都具有極佳的美膚效果。

以下列舉胎盤素對於皮膚的各種作用：

- 美白作用
- 保濕作用

・促進組織代謝作用（改善皮膚組織細胞的代謝、促進新陳代謝）
・結締組織的新生作用（使得膠原蛋白的生成等結締組織的新生作用旺盛）
・細胞的增殖再生作用（不僅直接取得營養，同時具有司令官的作用，提高細胞的增殖、再生）
・促進血液循環作用（促進皮膚的血液循環，使得營養的補給與廢物的排除順暢進行）
・去除自由基的作用（抗氧化作用）
・消炎作用
・抗過敏作用
・活化免疫作用

胎盤素這些作用對於肌膚問題改善能夠產生相輔相成的效果，實現美化肌膚的理想。

胎盤素為什麼能夠改善皺紋、斑點、面皰，同時使肌膚美麗呢？容後具體說明。

胎盤素活用於美容方面，最有效的方法還是使用注射法。化妝品中的胎盤素添加物，由於相關規定，不需要記載胎盤素的成分含量，因此使用時一定要實際試用以判斷真假。

胎盤素可以消除斑點

黑色素不去除就會形成斑點

斑點是黑褐色的色素「黑色素」沉積於皮膚造成的。

如圖「6－1」所示，皮膚具有表皮和真皮雙重構造，與其下方的皮下組織結合。表皮是汗腺與皮脂腺的出口，並沒有神經和血管。因此，感覺疼痛或出血，就表示刺激已經達到真皮。表皮的新舊細胞不斷交替，新陳代謝作用非常旺盛。

●表皮

厚度〇・一至一・〇㎜，分為角質層、透明層（腳底或手掌心、手指或腳趾指腹等處）、顆粒層、棘狀層、基底層，由四到五層所構成。角質層的厚度為〇・〇五

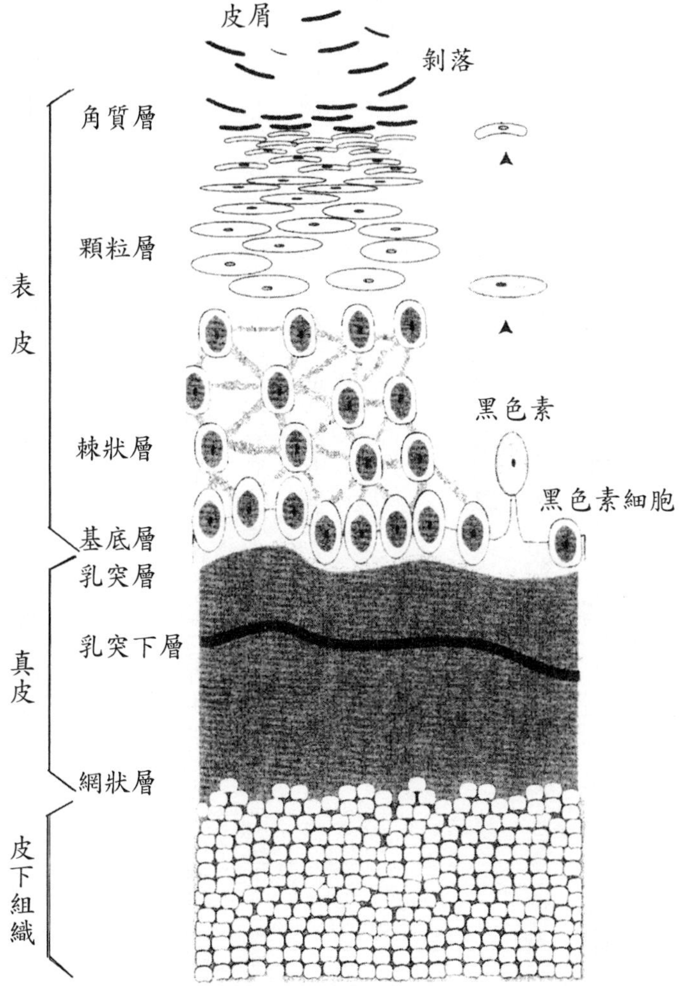
皮屑
剝落
角質層
顆粒層
表皮
棘狀層
基底層
黑色素
黑色素細胞
乳突層
乳突下層
真皮
網狀層
皮下組織

圖 6-1　皮膚的構造

mm，具有保護皮膚免於溫度、濕度、紫外線、細菌等傷害的防護功能。當皮膚的防護功能減退時，就會出現斑點、皮膚乾燥與發炎等症狀。

●真皮

厚度〇・一至三・〇mm，由膠原蛋白和胎蛋白等纖維構成，保持肌膚的彈性與張力。有毛細血管通過，將營養及氧氣送達表皮，同時進行廢物的排泄，與皮膚的新陳代謝有關。藉著排汗，能夠進行排泄作用。

●皮下組織

連接皮膚與肌肉、骨骼等內部組織。

黑色素到底是如何形成呢？黑色素形成於表皮最深處的基底層。當人體暴露於紫外線中，點狀存在於基底層的色素細胞，其中黑色素細胞受到刺激，其中的酪氨酸酶發揮作用，製造出黑色素。

原本黑色素是為了保護真皮以下的組織免於紫外線的傷害而製造出來的物質，是生物體的防禦功能之一。曬太陽之後皮膚之所以變黑，就是為了保護肌膚免於大量紫外線的傷害，因此製造出大量的黑色素，表皮形成黑色素層的結果。

通常黑色素會隨著皮膚細胞外推不斷的排出到表皮而剝落，保持一定的平衡。問題在於黑色素製造過剩，產生與排出的平衡失調，累積在皮膚中。當黑色素長期存在於特定的地方時，就會形成斑點。日曬後容易形成斑點，就是因為黑色素的平衡混亂造成的。

✿胎盤素能夠抑制黑色素生成，促進排出

胎盤素能夠預防與改善斑點，發揮有效的作用。

首先說明胎盤素如何預防斑點。斑點出現的最大原因在於黑色素過剩而累積形成。黑色素是因為光線中的紫外線刺激黑色素細胞，使裡面的酪氨酸酶發揮作用而製造出來的。

暴露於大量的紫外線中，表皮細胞會產生大量的自由基，過剩的自由基使得皮膚氧化而引起發炎症狀，這些發炎症狀成為異常刺激色素細胞的要因，因此產生大量的

黑色素。

胎盤素的作用又如何呢？胎盤素能夠去除自由基，同時具有消炎作用。藉由這些作用，能夠去除斑點的根本原因，結果就能使黑色素的生產量恢復正常。

自由基會引起九〇%的現代病，在美容方面也是引起各種問題的元兇，斑點也是其中之一。

此外，胎盤素具有提高新陳代謝的作用，可以活化基底層的細胞分裂，促進黑色素的排出，防止其一直停留在皮膚內。斑點其實是「停留在皮膚內的黑色素」，如果能將其順暢排出，斑點就會變淡甚至消失。

表皮細胞是由最下層的基底層製造出來的，然後慢慢的往上推擠，經由皮膚表面脫落的過程稱為「皮膚循環」，藉由這個循環使皮膚更新。表皮細胞的壽命，從由基底層製造出來直到成為表皮的角質層為止，需要花十四天的時間，成為皮屑剝落也要花費十四天的時間，總計二十八天。

如果皮膚的循環混亂，皮膚的再生能力減退，則黑色素就很難排出。藉著胎盤素作用於基底層以提高新陳代謝，使皮膚的循環正常化，則含有黑色素的細胞就能迅速的朝表皮推擠、脫落。

過度製造黑色素時，會從表皮慢慢滲透而沉積於真皮，這麼一來斑點就很難去除了。

胎盤素對於形成於真皮的斑點也能發揮強大的力量。胎盤素具有促進血液循環的作用，這個作用能夠提高真皮的新陳代謝，有效的排泄真皮的黑色素，使頑固的斑點變淡或消失。

胎盤素能夠抑制表皮與真皮的黑色素的生成，同時也能促進含有黑色素的細胞排出，因此能夠預防與改善斑點。

胎盤素防止「色素沈積」的效能，不僅對「斑點」有效，同時也具有保持肌膚白皙的「美白」效果。許多患者原本因為更年期障礙或前更年期障礙等而注射胎盤素，但是在身體狀況變好之後，都覺得「肌膚變得白皙了」。

事實上，許多美白化妝品都使用胎盤素，問題在於胎盤素的含量。若是含有大量的胎盤素，就能期待產生較大的效果。

胎盤素可以修復皺紋

✿胎盤素能使小皺紋消失

小皺紋是如何形成的呢？一旦表皮最外側的角質層的保水能力或皮脂的分泌降低、乾燥時，就會形成小皺紋。

健康肌膚的角質層內的水分、皮脂、自然保濕因子三者保持平衡，其中任何一種減少時就會導致平衡混亂，失去滋潤而變得乾燥，或是相反的變得油膩。皮脂較少而變得乾燥時，必須補充油分或水分；當自然保濕因子減少時，就要補充保濕劑，這是護膚的基本方法。

胎盤素能夠調整三者的平衡，預防及改善乾燥肌膚。也就是說，胎盤素的保濕作用能夠充分給予角質層水分，調節保濕。同時，胎盤素的促進組織代謝作用能夠提高皮脂的分泌腺的功能，使得皮脂分泌恢復正常。結果小皺紋就會變得不明顯或消失了。

✿胎盤素能改善深度皺紋或皮膚鬆弛

在表皮會形成淺皺紋，而在裡面的真皮則會製造出深皺紋。

真皮組織如「圖6－2」所示，是膠原纖維的膠原蛋白呈格子狀排列，由於彈力纖維的彈力蛋白接合，同時透明質酸等吸收大量水分，形成具有彈性的膠狀組織，填補於空間中，這樣就能保持肌膚的柔軟性與彈性。

膠原蛋白或彈力蛋白、透明質酸都是由纖維母細胞製造出來的。也就是說，纖維芽細胞是產生膠原蛋白、彈力蛋白與透明質酸的父母，而其旺盛的新陳代謝，才是真皮年輕的泉源。

但是，隨著年齡的增長，纖維母細胞衰退，膠原蛋白或彈力蛋白、透明質酸減少，使得真皮的組織失去柔軟性與彈性，結果就會形成深皺紋或鬆弛現象。

此外，大量、長時間暴露於紫外線中，也會影響真皮。真皮的細胞遇到紫外線，就會產生自由基，同時造成以下各種障礙，成為深皺紋或鬆弛的原因。

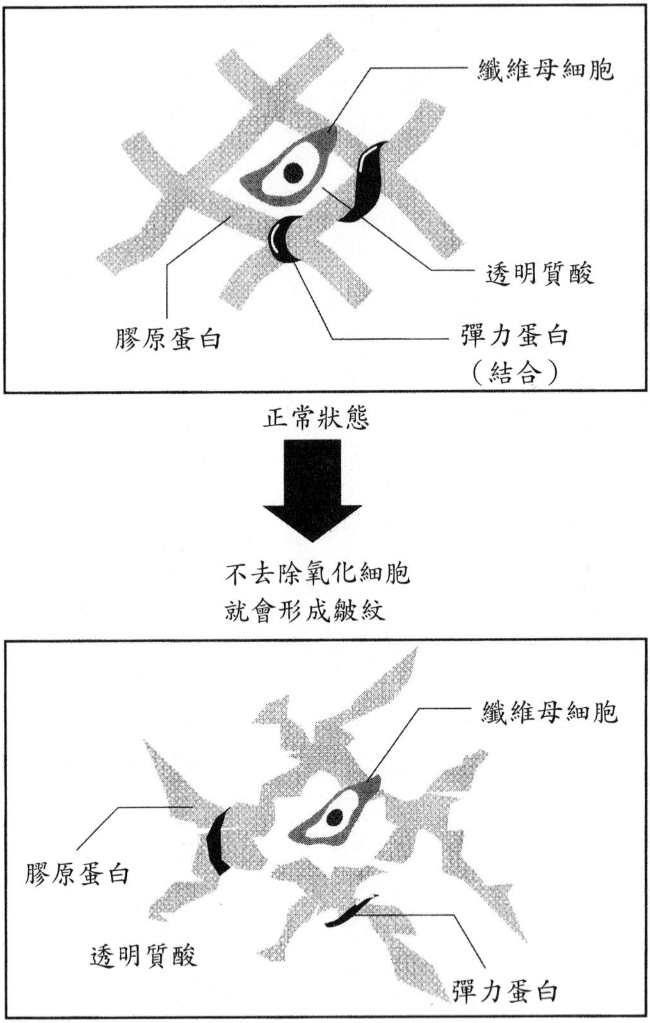
纖維母細胞
透明質酸
膠原蛋白
彈力蛋白
（結合）
正常狀態
不去除氧化細胞
就會形成皺紋
纖維母細胞
膠原蛋白
透明質酸
彈力蛋白

圖 6-2　真皮的構造

・損傷纖維母細胞，抑制膠原蛋白或彈力蛋白、透明質酸的產生。
・活化分解膠原蛋白的酵素，減少膠原蛋白。
・使得膠原蛋白或彈力蛋白、透明質酸氧化。

通常皮膚一旦產生氧化時，就會陸續更新皮膚組織以保持肌膚年輕。但是如果纖維芽細胞衰弱，交換無法順暢的進行，氧化的膠原蛋白或彈力蛋白、透明質酸因為扭曲、拉長、切斷等而引起各種變性，結果就會使肌膚失去柔軟性與彈性。

為了預防及改善深皺紋或鬆弛，首先必須恢復「衰退的纖維母細胞」。胎盤素含有「纖維母細胞增殖因子」這種成長因子，能使纖維母細胞進行旺盛的增殖，促進其修復、再生。一旦纖維母細胞活化時，就能使膠原蛋白、彈力蛋白、透明質酸增加，促進新舊交替，結果就能恢復肌膚的柔軟性與彈性，修復深皺紋或鬆馳。

此外，胎盤素具有去除自由基的作用，減少自由基，就可以抑制不良的作用。

重新補充膠原蛋白、彈力蛋白、透明質酸，也是使深皺紋或鬆弛修復的良策，不過事實上並不是這麼簡單。因為膠原蛋白、彈力蛋白、透明質酸的分子比較大，無法由表皮滲透到真皮。但是由於膠原蛋白或透明質酸等在皮膚表面，具有保持水分的作用，可以防止水分從表皮蒸發，因此也能預防及改善深皺紋。

滲透到真皮的物質是脂溶性維他命（維他命A、D、E、K等）以及類固醇、胎盤素。因此，胎盤素經由皮膚滲透，作用於纖維母細胞，使其活化，就能增加膠原蛋白、彈力蛋白、透明質酸的量，同時促進新舊交替，有助於恢復肌膚的柔軟性與彈性。

同時，胎盤素具有去除自由基的作用，以及促進血液循環作用、促進組織代謝、促進皮膚組織呼吸等新陳代謝作用，藉著這些相輔相成的作用，就能有效的改善深皺紋或鬆弛。

胎盤素是化妝品成分中作用較特殊者，對於深皺紋或鬆弛有效。

改善面皰和疤痕，使肌膚白嫩平滑

✿胎盤素對面皰成因或症狀都有療效

面皰是因為皮脂阻塞毛細孔，引起細菌感染，毛細孔周圍發炎、惡化的狀況。面皰常見於青春期。這個時期由於荷爾蒙平衡失調，因此容易形成面皰。男性荷爾蒙和女性荷爾蒙的平衡失調時，會促進角質層的增殖而使其變厚，角質深入毛細孔，使得毛細孔的出口狹窄，皮脂阻塞，是面皰形成的第一階段。

近來許多二、三十歲的年輕人，因為壓力等使得荷爾蒙平衡失調，角質層肥厚而出現面皰。醫學上並未特別區別腫包或面皰，全都稱為面皰（痤瘡），任何年齡都可能發作。

面皰是因為阻塞的皮脂氧化、引起發炎而發作的。據說「氧化→發炎」的過程是由痤瘡菌引起的。但是，由於皮膚科學進步，有人認為應該是痤瘡菌與自由基共同造成的。痤瘡菌是存在於所有人體皮膚的菌。

痤瘡菌所分泌的糞紫質一旦遇到紫外線時，就會製造出自由基。自由基會使得阻塞毛細管的皮脂氧化，形成過氧化脂質等，同時刺激毛細孔周圍的細胞而引起發炎。

遺憾的是，目前並沒有治療面皰的特效藥，而且年輕人隨著生長激素而不斷的產生變化，這可算是一種生理現象，很難立刻治癒。一般的處理方式人為「面皰是青春的象徵，不必介意，可以利用殺菌肥皂洗淨，然後塗抹無香料的化粧水，這是最好的方法」。雖然洗臉很重要，但是只要早晚各洗一次就夠了，去除過多的皮脂，反而會促進皮脂分泌而造成反效果。

因為壓力而引起面皰的人，首先必須去除壓力根源。

不要認為「面皰只是小問題」，一旦症狀嚴重時，就會令人非常煩惱。

接受胎盤素注射的患者，其治療情況非常良好，實際證明胎盤素對面皰有效。胎盤素具有：

- 調整荷爾蒙平衡的調整內分泌作用
- 去除自由基、防止氧化等去除自由基作用

・提高對付細菌的抵抗力的活化免疫作用

・消炎作用

胎盤素具有這些作用，因此能夠根本去除面皰的原因，減輕症狀。

✿胎盤素能夠有效修補面皰疤痕

面皰令人困擾的另一原因，就是會造成皮膚凹陷等疤痕。

當面皰發炎時，細菌也會以驚人的速度繁殖，為了加以排除，身體的免疫系統會發揮作用。這時負責免疫的細胞出動，在細菌上撒上具有強大殺傷力的自由基以擊退細菌。面皰發紅、發腫的原因，就是細菌和自由基搏鬥造成的，而膿則是雜菌和免疫細胞的屍體。

但是，自由基不僅攻擊細菌，也會波及周圍組織，導致組織受到破壞，形成面皰的凹陷疤痕。

為了避免面皰的疤痕殘留，重點在於避免面皰的發炎症狀惡化。

胎盤素能夠有效的抑制發炎症狀，修補面皰的疤痕。

胎盤素的消炎作用能夠去除過剩的自由基，避免面皰疤痕殘留。同時，胎盤素也具有促進纖維母細胞（傷口復原時產生的增殖組織）形成的作用，能促進遭破壞的組織修復，使面皰的疤痕消失。

胎盤素的修復效果，除了對面皰的疤痕有效之外，對於傷口的疤痕或燒燙傷疤痕也能產生作用。許多皮膚科醫生對於胎盤素的優良效能都給予極高的評價。

任何膚質都能使用的胎盤素

✿不論乾燥肌膚、油性肌膚等所有肌膚類型都有效

現代人生活在容易引起肌膚問題的環境中。

臭氧層遭受破壞，使得紫外線的照射量增加，大氣污染的情況不斷惡化，再加上個人電腦等辦公室自動機器的普及，使得密閉的室內空氣變得更為乾燥，這些外在刺

激會破壞角質層，造成皮膚循環（表皮細胞的再生）混亂，很難形成正常的角質。

此外，營養偏差的飲食或壓力等內在因素，也使得分布於真皮的毛細血管的血液循環不順暢，無法將營養及氧氣充分送達基底層。這麼一來，就會使得皮膚循環紊亂，不易形成正常的角質。

無法生成正常角質的皮膚的防護功能減退，使得刺激容易由外部侵入，內部失去水分，結果角質層的水分和脂質的平衡失調，容易形成乾燥肌膚。相反的，油脂分泌過剩，就容易形成油性肌膚。角質的新舊交替停滯、角質肥厚，就會使肌膚乾燥。

胎盤素對於乾燥與油性肌膚都能產生效果。這種多樣化的效果可說是胎盤素的優點之一，這是調節作用造成的。也就是說，藉著水分與油脂的平衡，水分不足時補充水分，油脂不足時則補充油脂。相反的，如果過剩則加以抑制，就能隨機應變，經常保持皮膚的正常。此外，胎盤素具有促進細胞新陳代謝的作用，可以調整問題肌膚根源的皮膚循環混亂現象，修復遭到破壞的組織與因為外部刺激而遭到破壞的角質。只要修復角質層，就能排除遭到破壞時輕易進入體內的外在刺激。

另外，一旦紫外線接觸皮膚細胞或組織時，就會產生自由基，這也正是斑點、深皺紋、鬆弛、面皰、面皰疤痕等的關鍵，都是肌膚的大敵。因此，避免紫外線過度侵入皮膚，乃是保持美肌的必須條件之一。

年輕肌膚VS中高年齡層肌膚

隨著年齡的增長，全身會出現各種老化現象，皮膚失去保濕性和彈力，形成皺紋或鬆弛等現象。

此外，因為細胞的代謝率減退，新陳代謝遲鈍，皮膚的循環容易混亂。因此，表皮的水分和油脂的平衡失調，引起肌膚乾燥。細胞內的水分含量也有減少的傾向，因此肌膚變得乾燥。

存在於真皮的纖維母細胞衰退，由纖維母細胞製造出來的膠原蛋白和彈力蛋白、透明質酸減少，真皮組織失去柔軟性和彈性，容易形成深皺紋或鬆弛。

同時，血管壁因為失去彈性而變硬，毛細血管的血液循環不良，結果使得肌膚變得暗沈。

隨著年齡的增加，去除自由基的酵素分泌量減少，對皮膚造成極大的影響。自由基不斷的累積，造成色素沈積旺盛，製造出斑點、小皺紋和深皺紋等，甚至造成皮膚鬆弛。

胎盤素能夠延遲老化現象，具有恢復青春的效果。胎盤素的各種作用，能夠提高細胞的代謝率，促進新陳代謝，提高保濕性，促進毛細血管的血液循環。此外，藉著去除自由基的作用，能夠填補減少的去除自由基的酵素。

美麗肌膚的條件如下：

- 當表皮滋潤時就能展現光滑滋潤的肌膚
- 皮膚具有張力和彈性（紋理細緻、均勻）
- 血液循環順暢、氣色良好

胎盤素不僅對年輕人有效，對中高年齡層的人而言，也能發揮保持美麗肌膚的效果。

筆者本身感覺疲勞時就會注射胎盤素。身體狀況好的時候，肌膚具有光澤，刮鬍子時也覺得非常順暢，因此，我也對胎盤素的效果感到驚訝。除了女性之外，胎盤素對於肌膚較差的男性也非常有效。

胎盤素具有促進生髮的效果

毛髮生長於真皮上，在皮膚內的部分稱為毛根、表皮外的部分稱為毛幹。毛髮每天都不斷的成長，頭髮一個月平均生長10㎜。男性的頭髮可以生長二至四年，女性的頭髮則可以生長三至四年。睫毛或眉毛等大約每三至四個月就會更新。

人類的頭髮大約有十萬根，每天更新五〇至一〇〇根。毛髮的更新過程如下。

1. 成長期＝毛幹最下層有毛母細胞組織，這個部分反覆進行細胞分裂，使毛髮成長。

↓

2.退化期・休止期＝毛髮成長到了某種程度時，毛母細胞不再進行細胞分裂，於是成長停止，死亡、脫落。

↓

3.成長前期＝毛母細胞再次進行細胞分裂，長出新的毛髮。

毛髮脫落之後，如果毛母細胞不再進行細胞分裂，毛髮的數量就會減少。此外，飲食生活混亂或壓力等造成經由血液補充的營養不足時，也會抑制毛母細胞的細胞分裂，毛髮無法成長到原有的長度就不斷的脫落，無法長出新的毛髮來。頭髮稀疏或禿頭（脫毛症）的原因就在於此。

目前還沒有發現能夠完全治癒禿頭的藥物。不過，胎盤素對此有效。

胎盤素能給予細胞活力、促進血液循環、補給營養、排除廢物等，使毛母細胞的分裂旺盛，對於毛的正常成長或順暢更新都能發揮效果。

頭髮稀疏或禿頭等與自由基有關。由於荷爾蒙的影響，過剩分泌的皮脂會阻塞毛細孔，因為自由基而氧化形成過氧化脂質，對於毛母細胞造成不良影響，結果就會促進掉髮，抑制毛髮的生長。

胎盤素具有強大的去除自由基、防止氧化的作用。此外，胎盤素也具有調節荷爾蒙平衡的作用，去除分泌皮脂的原因，結果就能抑制皮脂分泌。總之，藉由胎盤素能夠減少自由基，可以改善毛髮問題。

許多高齡者經常說：「藉著胎盤素之賜，不再出現白髮，而且頭髮變黑了。」對於自己的髮色感到很驕傲。

白髮是老化現象之一，因為營養無法送到毛母細胞，製造黑色素的功能減退造成的。黑色素是黑褐色的色素，一旦減少時，髮色變淡，最後變成白髮。

胎盤素具有給予細胞活力的作用，並且能促進血液循環與營養補給，能夠抑制黑色素的減少。保有黑髮的高齡者看起來年輕又有元氣，精神煥發。

第 7 章

胎盤素的 Q & A

Q1「胎盤素」對於各種疾病都有效，理由何在？

A

胎盤素療法是由稗田憲太郎博士等人經由臨床實驗介紹到日本的，胎盤素對以下的疾病有效：包括更年期障礙、月經不順、生理痛、肩膀痠痛、疲勞、便祕、腹瀉、貧血、偏頭痛、高血壓、低血壓、肝炎、肝硬化、胃潰瘍、支氣管氣喘、神經痛、前列腺肥大、精力減退、白內障、耳鳴、重聽、手術後腹膜沾黏等。

「胎盤」原本存在於母體中，是孕育胎兒、進行各種作用的物質，具有各種的藥理作用，因此對於前述的各種疾病都有效。

胎盤素的各種作用中，特別值得一提的就是調節作用。胎盤素對於高血壓和低血壓都有效，就是胎盤素發揮調節作用的好例子。也就是說，血壓高則使其下降，相反的血壓低就使其上升，能發揮調節功能使血壓接近正常狀態。因此，胎盤素對於身體而言是非常溫和的醫藥品。

Q2 據說所有的更年期婦女多少都會出現熱潮紅、頭痛、肩膀痠痛、焦躁感等非特異性主訴症狀。雖說不必過於神經質，應該輕鬆的度過這段期間，但是在什麼情況下必須就醫呢？

A

一旦對生活造成妨礙或是覺得痛苦時，就應該前往醫院。更年期障礙具有很大的個人差異，應該以自己的感覺來判斷。

更年期障礙與停經有密切的關係。一般而言，停經前後五年稱為更年期。這段期間隨著卵巢功能的減退，女性荷爾蒙分泌急速減少，而控制這些荷爾蒙分泌的腦的下視丘會不斷的做出「還要分泌更多」的指示。同樣位於下視丘的自律神經系統的中樞因為這個影響而受到刺激，造成自律神經的平衡失調。當自律神經失調時，就會引起非特異性主訴。

胎盤素能夠有效的調整內分泌與自律神經的作用。我為更年期障礙患者注射胎盤素，同時還會併用中藥。

荷爾蒙補充療法最近成為話題，有些人對於補充荷爾蒙的做法會加以排斥，而有些人只要中止荷爾蒙補充就會復發，同時有不少人認為其有副作用的問題。關於這一點，胎盤素能夠調節更年期障礙的原因，也就是荷爾蒙或自律神經平衡失調的現象，完全不必擔心副作用的問題，可以安心使用。

此外，更年期障礙的輕重程度，會因個人的生活環境與性格等而造成極大的影響，因此不必過於在意。胎盤素具有鎮定精神、使心情開朗的作用。

Q3 據說二、三十歲時可能出現類更年期障礙的非特異性主訴症狀，這是不是所謂的「前更年期障礙」呢？

A 因為距離停經期還早，故應該不是卵巢功能減退導致女性荷爾蒙減少造成的。前更年期障礙的產生構造必須另外討論。也就是說，因為壓力或是勉強減肥、日夜顛倒的生活等，導致體內的生理時鐘混亂，長時間強烈刺激大腦後，受其影響的下視丘的荷爾蒙中樞和自律神經中樞混亂，最後導致荷爾蒙平衡失調，因而引起生理不順、生理痛，或因為自律神經混亂，導致手腳冰冷症、肩膀痠痛、便祕等現象。

前更年期障礙，可以藉著前列腺素的調整內分泌或自律神經的作用，發揮良好的效果，這樣就能改善身體功能，使肌膚富於光澤，斑點消失，產生美容效果。這也可以說是更年期障礙患者經常得到的好結果。

由於美容目的而前來看診的人，最後不僅改善了肌膚，連身體也變好了。許多人都感覺自己變健康了。因此，在達成最初的目的之後，依然持續看門診。

Q4

在醫院檢查確認罹患C型肝炎，醫生說必須投與干擾素治療。過去伯父也罹患C型肝炎，但是接受干擾素治療後卻因為副作用而感覺痛苦。目前干擾素還是最好的治療法嗎？

A

目前的確只有干擾素能夠殺傷C型肝炎病毒。遺憾的是，干擾素只對三〇%的C型肝炎患者有效。是否有效，必須以二週時間來判斷，二週後如果病毒沒有減少，則最後病毒能夠消失的例子就非常罕見。因此，筆者在必要時，會介紹患者到其他的醫院接受二週的治療。

必須要注意的是，治療C型肝炎並不是去除病毒就能解決問題。許多人的GOT、GPT值恢復正常，肝功能活化，與病毒共存而過著正常生活。有時候病毒會自然消失。

在我的診所，會為C型肝炎、B型肝炎、酒精性肝炎以及肝硬化患者注射治療肝障礙的胎盤素製劑「LAENNEC」。GOT、GPT值高達三位數的患者，必須併用其他的注射或西藥。藉著胎盤素製劑而使得GOT、GTP值下降的患者高達七〇至八〇%。雖然不是百分之百有效，但是所有接受治療的患者，身體狀況都轉好，倦怠感消失，湧現工作慾望。

此外，完全不必擔心副作用的問題。

Q5 聽說肝硬化患者注射胎盤素有效，是否能夠阻止C型肝炎↓肝硬化↓肝癌的過程？

A 的確如此。胎盤素製劑「LAENNEC」原本就能有效的治療肝硬化，可說是治療肝硬化的唯一藥物。

即使切除七〇%的肝臟，也仍然具有復原的力量，是復原力極佳的器官。肝臟的再生物質就是肝細胞成長因子。根據研究發現，不僅對肝臟，肝細胞成長因子也能防止其他器官細胞壞死，促進其修復、再生。胎盤素中含有這個肝細胞增殖因子，因此就算已經進入肝硬化的狀態，也能重新製造出新細胞來。總之，對於因為肝炎而受損的細胞，具有使其修復、再生的效果。

Q6 我長年罹患慢性關節炎症，使用類固醇劑治療，但是症狀並未改善。看到雜誌上有關「利用胎盤素注射藥減輕風濕症」的體驗報導，我可以期待它的效果嗎？

A

許多患者到我的診所注射胎盤素而減輕了風濕症狀。胎盤素具有消炎作用，能夠有效的改善風濕痛。此外，胎盤還具有調節免疫作用與抗過敏作用、改善體質作用等。因此，胎盤素不僅能夠減輕疼痛的症狀，也能抑制原因的免疫系統過剩反應，並改善體質。對於風濕患者而言，「胎盤素的確值得一試」。我建議這類患者使用胎盤素，理由就在於此。

此外，可以使用類固醇劑治療風濕，因為類固醇具有抑制發炎或免疫反應的作用，但是必須擔心副作用問題。有關這一點，胎盤素的副作用非常少，可以安心使用。

使用類固醇劑的患者，更換使用胎盤素之後，最初可以併用胎盤素與類固醇劑，觀察症狀的改善情況，再慢慢減少類固醇劑的使用量，最後變成只使用胎盤素。待症狀穩定後，即使中止使用胎盤素，也能抑制症狀復發。

值得一提的是，胎盤素除了治療風濕之外，對於異位性皮膚炎、支氣管氣喘、膠原病等必須使用類固醇劑治療的其他疾病，都能發揮效果。

Q7 胎盤素的注射藥總共有幾種？

A 目前，關於胎盤素注射適用於更年期障礙或乳汁分泌不全的是「MELSMON」，適用於肝障礙的則是「LAENNEC」，只有這兩種。

這些注射藥都是以人類的「胎盤」為原料。因為提取法和精製法的不同，製造出來的注射藥成分也有很大的差異。我基於每天為患者注射的經驗而了解兩者的不同，但是結果還必須累積更多的資料才能發表。

Q8 不需擔心安全性的問題嗎？

A 以健康母體的「胎盤」為原料，利用攝氏120度以上的高溫加熱，因此所有的病毒和細菌等微生物都被殺死，沒有愛滋病毒或肝炎病毒等任何病原體。在製造過程中，也反覆進行安全檢查。

「胎盤」中含有血液和荷爾蒙，但是在製造注射液的過程中已經百分之百完全去除，因此注射液中完全沒有血液和荷爾蒙。

◎ＭＥＬＳＭＯＮ製藥（株）所發表的「ＭＥＬＳＭＯＮ注射藥的安全性」，以及「ＭＥＬＳＭＯＮ注射的ＨＩＶ（愛滋病）等安全相關事項」的相關資料轉載於下頁。

MELSMON注射藥的安全性

MELSMON是以人類胎盤為原料的醫藥品，因此，對於病毒等污染防制的規範相當嚴謹。MELSMON對於製造過程的管理、製品的滅菌一向把關嚴格，確保製品的品質與安全性。

1. 胎盤在醫療機構的篩選

(1)胎盤提供者必須經過醫療機構進行梅毒、HBV（B型肝炎）、HCV（C型肝炎）等檢查，確定沒有感染危險的胎盤才能用來當成原料。

(2)完全委託日本國內的醫療機構。在日本國內會對捐贈者實施身體檢查，即使萬一發生問題，也可以追蹤源頭，找出問題的關鍵對策。

這些做法，不僅能保護病人與醫療人員的安全，同時也能防止製造從業人員的感染，是必要的措施。

2. 製造過程的安全性

(1)利用鹽酸進行加水分解，接著進行熱處理，前後共十數個小時。

(2)進行最後的滅菌工作。

在製造過程的最後階段，必須進行攝氏１２０度、３０分鐘的高壓蒸氣滅菌。藉由以上的過程可以使所有病毒失去感染力。

3.病原素（**Prion**）對策

狂牛病（ＢＳＥ）以及變異型庫賈氏症（ｖＣＪＤ）等疾病都是由普通的細胞蛋白異常而引起，這種蛋白稱為病原素（**Prion**）。經由動物實驗，發現ＢＳＥ和ｖＣＪＤ的病原體可能是相同的。因此之前所使用的滅菌法統統無效。

為了防止ＢＳＥ和ｖＣＪＤ等疾病，另外必須注意以下製造對策與過程。

(1)醫療機構對胎盤的篩選

為了防止病毒感染，同樣的，篩選胎盤提供者非常重要。

(2)利用鹽酸進行加水分解，使病原素鈍化。

為了防止感染病原素的胎盤混入ＭＥＬＳＭＯＮ注射液，必須在製造過程中使病原素鈍化。

如前所述，病原素是一種變異蛋白。使蛋白質分解為胺基酸的方法，包括酸、鹼、加水分解酵素等。最常使用的方式是酸、加水分解酵素。MELSMON製造的方法則是進行鹽酸加水分解，和其他的蛋白一樣，病原素一旦遇到鹽酸被分解之後就會鈍化。

經此製造方式，MELSMON的成份可以確定為含有胺基酸、核酸、礦物質等。

※二〇〇〇年十二月十二日，日本厚生省為了確保醫藥品的安全性，規定「醫藥品的製造原料不可使用牛、鹿、羊」。

此外，捐血時必須先確問捐血者的旅遊狀況。如果是在一九八〇年後曾經停留愛爾蘭、瑞士、西班牙、德國、法國、葡萄牙、英國七國6個月以上，自二〇〇一年三月三十一日起，必須經過檢驗才可確定是否可以捐血。

MELSMON注射藥對於HIV（愛滋病）的安全性相關事項

1. 胎盤回收處理、醫療機構篩選
   (1) 醫療機構收集生產厚的胎盤時，必須將胎盤個別放入不同塑膠袋中保存，袋子上必須標明HB（B型肝炎）、W（梅毒）、HIV（愛滋病）等感染狀況，並裝入不同顏色的容器中冷凍保存（HIV患者必須特別注意）。
   (2) 全部回收。有感染疾病的胎盤，則由專業廢棄物處理業者單獨進行焚燒處理。
   (3) 回收的胎盤偶而有出現HB（B型肝炎）、W（梅毒）者，但截至目前為止，尚未接收過HIV（愛滋病）者的胎盤。
2. 製造過程中的安全性
   (1) 熱處理
   分解蒸散工程處理方式為攝氏100度以上、合計15～17小時。
   (2) 最後滅菌
   充填安瓶後，進行攝氏120度、30分鐘的高壓蒸氣滅菌。
3. 過去日本厚生省曾進行HIV相關事項查詢，因此前述的篩選加熱過程，必提出報告以確認安全性。

Q9 胎盤素藥物完全沒有副作用嗎？

A

日本政府於一九五六年許可使用胎盤素注射藥「MELSMON」，一九五九年則許可使用「MELSMON」成為正式的醫藥品，至今已經四十多年，完全沒有出現任何感染症或是休克等嚴重的副作用。在我的診所，到目前為止總計有五萬人接受這個注射，並沒有出現任何嚴重的副作用。

輕微的副作用如下所示。不過，都能夠立刻痊癒，然後全身都變得輕鬆、身體狀況良好。

- 注射部位發紅、疼痛（一、二天內復原）＝佔調查症例中的五％左右
- 注射後上肢出現倦怠、沈重感（半天內復原）＝佔調查症例中〇・一至五％
- 噁心、全身倦怠感（半天內復原）＝很罕見

Q10 胎盤素注射藥的效果持續多久？

A

因患者而異。根據我診所的資料，各種疾病的門診期間與頻率如表所示，請參考。

有效期間因人而異，各有不同。不過，例如使用胎盤素的肝病患者中途停止使用時，原本ＧＯＴ／ＧＰＴ值為３００的人，很少回復為３００。注射胎盤素後數值下降為８０的人，上升程度最多也不會超過１５０。

表 7-1　胎盤素治療各種症狀的時間週期

病名	進行門診期間	門診頻率
肝炎、肝硬化	1 年	配合重症度情況，按照醫生的指示每週進行 1～3 次
更年期障礙	3 個月	每週 1～2 次
乳汁分泌不全	3 個月	每週 1～2 次
異位性皮膚炎	半年	每週 1～2 次
風濕性關節炎	1 年	每週 1～2 次，重症者每週 2 次
膠原病	1 年以上	每週 1 次
生理痛、生理不順	3 個月	每週 1～2 次
支氣管氣喘	半年	每週 1 次，重症者每週 2 次
改善體質、預防感冒	1～2 個月	視情形而定
肌膚乾燥	1～2 個月	視情形而定

Q11 胎盤素除了注射之外，還有其他的利用方法嗎？

A 還分為內服藥、健康食品、化妝品等。健康食品或化妝品的原料是使用豬的胎盤。效果與人類的胎盤一樣。

健康食品的品質良莠不齊，有些值得信任，有些則根本不含胎盤素。因此，仔細確認成分標示非常重要，不要購買太廉價的產品。除了感染症的問題之外，以安全性而言，太便宜的產品也不好。

Q12 胎盤素具有美容效果，不僅小皺紋，連深皺紋也會變得不明顯，此外，也具有去除斑點與美白的效果嗎？

A 皮膚構造由外而內，是由表皮、真皮與皮下組織三層組織所構成的。最外側的表皮，以一定的週期（二十八天）更新。當這個週期混亂時，水分和皮脂減少，皮膚乾燥，容易形成小皺紋。胎盤素具有保濕作用，能使皮膚循環恢復正常，具有去除小皺紋的卓效。

此外，深皺紋則不是因為表皮，而是其下方的真皮衰退所造成的。真皮中的膠原蛋白、彈力蛋白、透明質酸，可以保持肌膚的彈性和張力。這些成分產生於真皮中的纖維母細胞。隨著年齡的增加，纖維母細胞衰弱時，膠原蛋白、彈力蛋白、透明質酸會變性減少，結果皮膚失去彈性，就容易形成深皺紋或鬆弛現象。胎盤素能活化纖維母細胞，促進其功能。纖維母細胞一旦活化時，膠原蛋白、彈力蛋白、透明質酸等的生產提高，使得真皮恢復彈性與張力，結果深皺紋或鬆弛就變得不明顯了。

因為胎盤素的分子比較小，所以可以到達真皮，膠原蛋白或透明質酸的分子比較大，因此即使塗抹在皮膚表面，也無法到達真皮。但是，膠原蛋白和透明質酸在皮膚表面具有保持水分的作用，由這層意義來看也具有美容效果。

另一個的重點就是，小皺紋與深皺紋都會受到自由基的影響（奪走肌膚的滋潤，促進膠原蛋白或彈力蛋白變性），而且情況日益嚴重，而胎盤素則具有去除自由基的抗氧化作用。

胎盤素對於斑點也能發揮效果。黑色素過剩產生時，一直殘留在皮膚上，就會成為斑點。胎盤素能夠調節黑色素的過與不足的現象，促進黑色素排泄，有效的預防及改善斑點。除了斑點之外，對於異位性皮膚炎與面皰的疤痕也有療效。

許多女性為了獲得健康、美麗的肌膚，因此前往我的診所注射胎盤素。經過一段時間之後，她們就會說「不容易疲倦」、「早上醒來時覺得神清氣爽」、「容易熟睡」等，自覺身體變好了。很多人都高興的說：「藉著胎盤素之賜，變得既漂亮又有活力。」

但是，以美容為目的看門診的費用較高。在這種情況下，利用以胎盤為原料的高品質健康輔助食品或化妝品等，也有不亞於注射的效果。

Q13 **聽說以往的胎盤素化妝品主要是使用牛的胎盤，現在因為狂牛病的感染問題，雜誌爭相報導相關產品的安全性。最近的情況如何？是否需要擔心安全性的問題？**

A 日本厚生勞動省已經公告有關胎盤素的問題，規定二〇〇一年三月十二日之後，不可以使用以牛的胎盤為原料的產品。化妝品的原料全都更換為豬的胎盤，因此不必擔心安全問題。

後記

胎盤素真是太棒了！根據以往的親身治療經驗，我真的有這種感覺。「對於美容和健康非常有效」、「副作用非常少」、「費用不高」，各種讚美聲不絕於耳。不利用這麼有效的東西，實在太可惜了。筆者由於希望推廣胎盤素而寫出本書。

比我更了解胎盤素的就是患者們。原本我的診所是基於患者的要求而注射胎盤素，後來廣泛實施這個方法。接下來，我將介紹我與胎盤素的相遇以及到現在為止的經過。

我經常留意副作用較少的藥物或治療法而進行診療，持續追求好的東西。不過，在現在的醫療現場，很難得到這種好東西。事實上，大部分的醫藥品對我們的身體而言都是「異物」，或多或少都有副作用。

一般而言，醫藥品中化學合成物的副作用比較強，天然素材的副作用比較少。因此，我盡可能使用天然原料的醫藥品，同時尋求這類型的醫藥品，後來就遇到胎盤素。那是距今七、八年前我在某所醫院擔任醫生時的事情。

當時這種物質記載在《藥價基準表》一書中。書中網羅所有適用健康保險的醫藥品。有關藥名、藥價、原料、適用病名、副作用的有無、製造廠商等都詳加記載。我經常利用時間翻閱，找尋沒有副作用的藥物。有一次突然注意到「肝炎治療藥・LAENEC」，原料是天然的「胎盤浸出物」，與我尋求的東西非常類似。後來我收集有關胎盤素製劑的文獻和資料，努力研究，同時也請教製藥廠商，了解製造法和安全性的問題，因此決定使用。

我的高中同學因為酒精性肝炎而來醫院找我，我對他說明胎盤素製劑，在獲得對方同意之後，決定嘗試使用。一週注射二、三次，立刻出現效果。GOT、GPT、γGTP的數值，在「治療前→二個月後→四個月後」各自為GOT「433→41→32」、GPT「196→67→24」、γGTP「1017→814→334」，數值不斷的下降，完全沒有出現副作用，而且變得很有精神。

我心想：「怎麼會有這麼棒的醫藥品。」

於是我開始對其他肝障礙、B型肝炎、C型肝炎患者使用胎盤素製劑，結果檢查值改善，身體也變好了。

但此時醫院方面向我抱怨。首先是在護士之間引起騷動。由於當時出現愛滋病的問題，大眾傳播媒體爭相報導，許多醫護人員懷疑胎盤素製劑會造成愛滋病感染，因此感到憂心。胎盤原本含有豐富的血液和荷爾蒙，不過在製造過程中已經完全加以去除，胎盤素製劑中完全沒有血液或荷爾蒙，因此不必擔心感染愛滋病的問題。

胎盤素製劑的重點並非直接擊潰疾病，而是對荷爾蒙系統、神經系統、免疫系統等發揮作用，提高自然治癒力，藉此治療疾病。似乎已經脫離「現代藥物」的概念。現代的醫院，通常給予抗生素等可以直接擊退「病原」、擊潰疾病的藥物或治療法極高的評價，對於其他物質則有忽略的傾向。

院方的態度和我完全不同，他們希望我停止對患者使用胎盤素製劑。不過由於效果極佳，希望使用胎盤素製劑的患者不斷增加，最後我只好開設私人診所，繼續為患者們服務。

我的診所很小，沒有僱用護士或櫃檯人員。我利用每週二天的休假日為患者注射胎盤素製劑。這是一九九七年二月的事情。

後來靠患者們口碑相傳，就診的人不斷的增加。翌年九月，我辭去醫院的工作，並且將吉田診所遷往東京，正式開業，直到現在。

我確認胎盤素製劑對於肝障礙、更年期障礙、前更年期障礙、異位性皮膚炎、慢性關節炎症、風濕性關節炎、神經痛、支氣管氣喘等各種疾病都有效，同時對於美容也有很大的效果。

確立胎盤素的美容效果的關鍵，是一位從事「模特兒」工作的患者。這位患者看到我的診所前面掛著「內科・過敏科・皮膚科・復健科」的招牌，進入診所對我說：「我希望去除臉上的斑點。」患者曾經在臉部塗抹油進行日光浴，結果額頭中央出現斑點，上司甚至對她說：「如果無法治癒臉上的斑點，就要開除妳。」平常看診時，許多患者訴說在改善症狀的同時，「皮膚變白」、「肌膚變漂亮了」，由此可知胎盤素具有美膚的效果。但是對於去除斑點，我完全沒有自信。結果患者注射二週後，斑點完全消失。

經由這位患者的宣傳，我的診所立刻聲名大噪，傳遍整個模特兒界，許多女性雜誌及雜誌的美容專欄陸續加以介紹。年輕女性蜂擁而至，肌膚變美、身體變好之後，又介紹給母親或同事、上司等。從這時候開始，我發現更年期障礙的患者增加了。很多女性在症狀改善、肌膚美麗之後，持續前來看診，這也是很奇怪的情況。

看診的人不斷的增加，患者口碑相傳，來到本院的患者經常說「老闆注射之後，心情好多了」、「上司不再焦躁了」，連精神也產生變化。最初我認為是因為身體好轉，對於精神症狀造成好的影響。但是近來我發現，胎盤素甚至可以直接對神經產生作用。

胎盤素可說是「萬能藥」，對於身心與美容都有好的效果。

目前我的診所一天有二〇〇多名患者前來看診。八〇％以上的患者都注射胎盤素製劑。

胎盤素製劑能夠對身體進行溫和的治療。基本上盡可能不要倚賴藥物或手術，應該以提高患者的自然治癒力為目標。我在使用藥物時，考慮副作用較少的西藥，同時積極納入中藥和生藥。此外，也推薦由專家進行的針灸、按摩等東方醫學療法，結合東西方的醫學智慧，才能提供患者最有效的醫療。

西醫在手術和細菌感染病方面有長足的進步，依症狀的不同，甚至能夠發揮驚人的效力，這些範疇也是患者應該活用的優點。

患者在使用之後，都產生很好的效果，我每天都實際感受到胎盤素的卓效。此外，胎盤素製劑完全沒有副作用，能夠有效的預防與治療疾病。但遺憾的是，許多醫生到目前為止甚至不知胎盤素為何物，為了讓大家更了解胎盤素的優點，筆者準備前往日本各地宣導。如果能遇到其他如同胎盤素般的「妙藥」，我也會介紹給大家知道。

希望本書能讓更多的讀者利用胎盤素保持青春與美麗。自己的健康必須靠自己來維護，基於這個想法，我衷心的希望所有的讀者都能提高自然治癒力，享受健康快樂的生活。

吉田健太郎

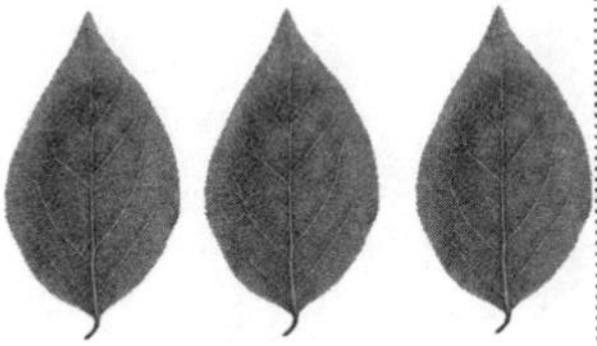

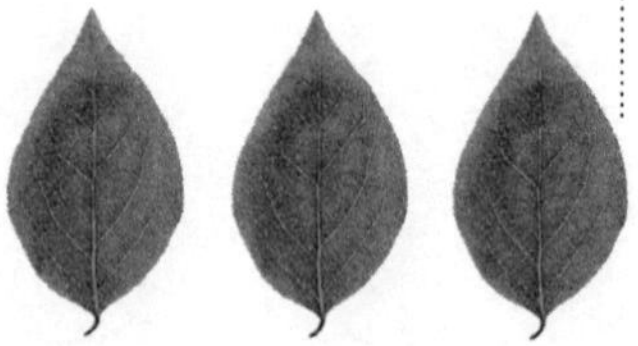

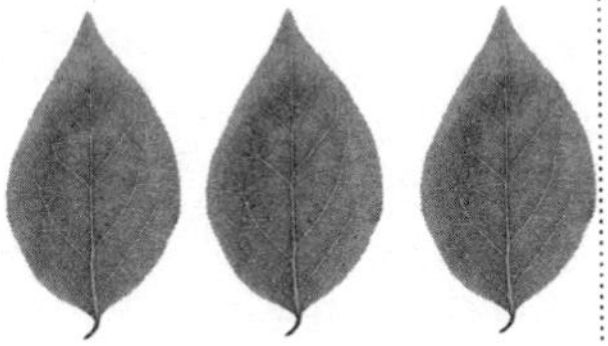

國家圖書館出版品預行編目資料

胎盤素的健康・美容神效 / 吉田健太郎著 ；
劉梅珍譯. -- 初版. -- 新北市：世茂, 2011. 06
面； 公分. --（生活健康 ； B353）

ISBN 978-986-6097-05-8（平裝）

1. 胎盤素 2. 健康法

418.51 100004906

生活健康 B353

胎盤素的健康・美容神效

女性の不調を解消するプラセンタ（胎盤）・パワー—プラセンタ治療を受けたい人のお役立ちガイド

作　　者／吉田健太郎
主　　編／簡玉芬
責任編輯／陳文君
封面設計／鄧宜琨
出 版 者／世茂出版有限公司
負 責 人／簡泰雄
登 記 證／局版臺省業字第 564 號
地　　址／（231）新北市新店區民生路 19 號 5 樓
電　　話／（02）2218-3277
傳　　真／（02）2218-3239（訂書專線）、（02）2218-7539
劃撥帳號／ 19911841
戶　　名／世茂出版有限公司　單次郵購總金額未滿 500 元（含），請加 50 元掛號費
酷 書 網／ www.coolbooks.com.tw
排版製版／辰皓國際出版製作有限公司
印　　刷／世和彩色印刷公司
初版一刷／ 2011 年 6 月
　　五刷／ 2017 年 8 月

I S B N ／ 978-986-6097-05-8
定　　價／ 260 元

Printed in Taiwan

黏貼處

電話：(02) 22183277
傳真：(02) 22187539

世茂好書・豐富心靈

世潮精典・智慧同行

廣告回函
北區郵政管理局登記證
北台字第 9 7 0 2 號
免貼郵票

231新北市新店區民生路19號5樓

世茂
世潮 出版有限公司 收
智富

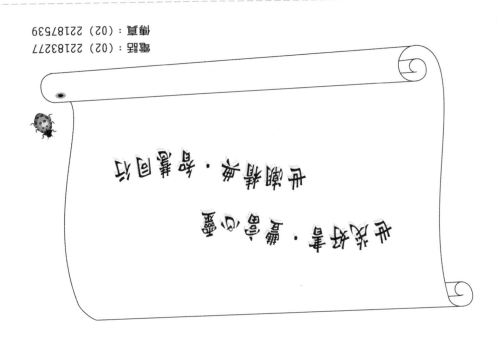

黏貼處

請沿虛線剪下裝訂寄回，謝謝！

讀者回函卡

感謝您購買本書，為了提供您更好的服務，歡迎填妥以下資料並寄回，我們將定期寄給您最新書訊、優惠通知及活動消息。當然您也可以E-mail：Service@coolbooks.com.tw，提供我們寶貴的建議。

您的資料（請以正楷填寫清楚）

購買書名：________________________

姓名：__________ 生日：______年____月____日

性別：□男 □女 E-mail：__________________

住址：□□□______縣市__________鄉鎮市區__________路街

______段______巷______弄______號______樓

聯絡電話：__________________

職業：□傳播 □資訊 □商 □工 □軍公教 □學生 □其他：______

學歷：□碩士以上 □大學 □專科 □高中 □國中以下

購買地點：□書店 □網路書店 □便利商店 □量販店 □其他：______

購買此書原因：___ ___ ___ ___ ___ ___（請按優先順序填寫）

1封面設計 2價格 3內容 4親友介紹 5廣告宣傳 6其他：______

本書評價：___ 封面設計 1非常滿意 2滿意 3普通 4應改進

___ 內　容 1非常滿意 2滿意 3普通 4應改進

___ 編　輯 1非常滿意 2滿意 3普通 4應改進

___ 校　對 1非常滿意 2滿意 3普通 4應改進

___ 定　價 1非常滿意 2滿意 3普通 4應改進

給我們的建議：--
